제 3 판

약품생화학 총정리

약품생화학분과위원회 편

東明社

집필위원

김경제(삼육대)
김규원(서울대)
김미영(중앙대)
김안근(숙명여대)
김영수(충북대)
김현표(강원대)
마응천(서울대)
명평근(충남대)
문애리(덕성여대)
박광식(동덕여대)
박행순(전남대)
서영준(서울대)
석귀덕(대구가톨릭대)
석대은(충남대)
안년형(원광대)
이경태(경희대)
이광열(전남대)
이재원(부산대)
장현욱(영남대)
전 훈(우석대)
조동규(성균관대)
조은정(성균관대)
정해영(부산대)
창동신(이화여대)
천영진(중앙대)
한상배(충북대)
한용남(서울대)
한정환(성균관대)
황은숙(이화여대)
최홍석(조선대)

Contents

Chapter 01

Enzyme

001 효소 반응이 경쟁적인 저해를 받고 있다면 다음 사항 중 어떤 것이 맞는가?

① K_m의 측정치는 변화 없다.
② K_m의 측정치는 적어진다.
③ 최대 반응속도(V_{max})는 변화 없다.
④ 효소 반응의 속도는 기질농도와 관계없다.
⑤ 효소반응의 속도 (V_0)는 저해제의 농도와 관계없다.

002 Diisopropylfluorophosphate(DIFP)는 chymotrypsin의 활성자리(active site)에 있는 어떤 아미노산과 특이적인 결합을 일으켜 비상경성 저해를 일으킨다. 따라서 DFP는 효소의 활성 자리 부근의 아미노산 결합 순서 결정에 활용되어 왔다. 어떤 아미노산과 결합할까?

① Histidine
② Lysine
③ Tryptophan
④ Serine
⑤ Alanine

003 Daniel Koshland는 효소 작용의 기전으로 유도 적응이라는 개념을 제안했는데 이 개념이 뜻하는 바는?

① Template 또는 lock and Key 개념에 의해서 효소 작용의 기전을 설명할 수 있다.

정답 1. ③ 2. ④ 3. ②

② 활성 자리는 상당히 유연성이 있어서 효소와 기질사이의 비공유결합이 활성 자리의 3차 구조를 변화시켜 그 모양을 기질의 모양에 맞도록 한다는 것이다.
③ 광학 활성이 있는 기질은 그 D-계와 L-계 기질이 거의 같은 속도로 반응한다는 것이다.
④ 기질의 입체 구조가 효소단백의 활성 자리 구조에 맞도록 적절히 변화된다는 뜻이다.
⑤ 활성 자리와 기질이 서로 상보적인 구조를 하고 있어 각 효소는 한 종류의 특정기질과 결합한다는 것이다.

004 카르복시화 효소 반응에서 필수적인 보조 인자는?

① Coenzyme A
② Thiamine pyrophosphate
③ FAD
④ Biotin
⑤ niacin

005 동물 조직에서 Oxaloacetic acid는 Pyruvic acid의 카르복시화에 의하여 생성될 수 있다. 이 반응에서 Allosteric 효과를 내타내는 것으로 알려진 물질은?

① Acetyl CoA
② ATP
③ Biotin
④ Mg^{++}
⑤ CO_2

006 Pyruvic decarboxylase가 요구하는 보조 효소는?

① Coenzyme A
② NADP
③ FMN
④ Thiamine pyrophosphate
⑤ Biotin

정답 4. ④ 5. ① 6. ④ 7. ④

007 Aldolase의 기질이 되는 물질은?

① Galactose-6-phosphate
② Isocitric acid
③ Glucose-1-phosphate
④ Fructose-1,6-diphosphate
⑤ Fructose-6-phosphate

008 Coenzyme A의 구성 성분이 아닌 것은?

① Adenylic acid
② Pantothenic acid
③ β-Mercaptoethylamine
④ Acetic acid
⑤ ADP

009 세균 세포 성분으로 함유된 "아미노산 탈탄산 효소"가 요구하는 보조 효소는?

① TPP
② FAD
③ NAD
④ Pyridoxalphosphate
⑤ ADP

010 다음 반응을 촉매하는 효소의 이름은?

$$2H_2O_2 \rightarrow 2H_2O + O_2$$

① Dehydrogenase
② Decarboxylase
③ Catalase
④ Oxygenase
⑤ Superoxide dismutase (SOD)

정답 8. ④ 9. ④ 10. ③

011 Urea의 생성과 직접적인 관계가 있는 효소는?

① Urease
② Glutaminase
③ Arginase
④ Uricase
⑤ Aspartate aminotransferase

※ [문 12~16] 에 있어서는 [A],[B],[C],[D] 중에 정당한 것이 2개 포함되어 있다. 옳은 것을 선택하여라.

012 Michaelis-Menten의 가설에 관련하여,

[A] : 효소 기질 결합체를 가정한다.
[B] : 반응 속도는 효소 기질 결합체 농도와는 관계없다.
[C] : 속도 및 기질 농도의 관계식을 수립
[D] : K_m 은 최대 반응 속도와 같다고 한다.

① [A] 및 [B]
② [A] 및 [C]
③ [B] 및 [C]
④ [B] 및 [D]
⑤ [A] 및 [D]

013 대사길항제는?

[A] : 효소와 비가역적으로 결합하여 길항 저해
[B] : 효소와 가역적으로 결합하여 길항 저해
[C] : Coenzyme와 결합하여 비길항 저해
[D] : 비길항 저해를 하는 경우도 있다.

① [A] 및 [C]
② [B] 및 [C]
③ [B] 및 [D]
④ [C] 및 [D]
⑤ [A] 및 [D]

정답 11. ③ 12. ② 13. ③

014 효소와 기질의 상호 작용은?

[A] : 효소의 기질 특이성은 효소단백의 입체 구조와 관계없다.
[B] : 기질이 결합하는 효소부위를 조절부위라고 한다.
[C] : Lactate dehydrogenase는 pyruvate와 결합한다.
[D] : Chymotrypsin에는 28개의 serine이 있지만, 그 중 DIFP와 결합하는 것은 1개뿐이다.

① [A] 및 [B]
② [A] 및 [C]
③ [B] 및 [C]
④ [C] 및 [D]
⑤ [A] 및 [D]

015 pH가 효소 활성에 미치는 영향과 관계 깊은 것은?

[A] : Enzyme-Coenzyme 결합체의 해리는 pH와 관계없다.
[B] : 효소 단백의 불활성화는 pH 변화와 관계없다.
[C] : 효소 활성에는 효소 표면에 어떤 특정 하전이 필요하다.
[D] : 대부분의 효소들은 특정 pH 범위에서 최적의 효소 활성을 나타낸다.

① [A] 및 [D]
② [A] 및 [B]
③ [A] 및 [C]
④ [C] 및 [D]
⑤ [B] 및 [C]

016 Allosteric effect에 관하여 옳은 것은?

[A] : Allosteric effector는 기질 유사체이다.
[B] : Heterotrophic allosteric modulator의 binding site는 활성 자리와는 거리가 멀다.
[C] : Allosteric effector는 monomeric enzyme의 변성을 촉진한다.
[D] : 대부분의 allosteric protein은 polymer이다.

정답
14. ④ 15. ④ 16. ③

① [A] 및 [B]　② [A] 및 [C]
③ [B] 및 [D]　④ [C] 및 [D]
⑤ [A] 및 [D]

※ [문 17~20]에 있어서 [A], [B], [C], [D]와 아래의 ①, ②, ③, ④, ⑤항과 관련 깊은 것들끼리 연결시켜라.

017 관련 깊은 것들끼리 짝지어라.

[A] : Tetrahydrofolic acid(FH_4)　[B] : Iron-protoporphyrin(Heme)
[C] : Pyridoxal-phosphate(B_6-PO_4)　[D] : FAD
[E] : TPP

① C^1-단위전이　② 호기성 탈수소반응에서 수소수용체
③ Transketolase　④ Catalase
⑤ Transminase

018 관련 있는 것끼리 짝지어라.

[A] : 효소 작용을 받는 물질
[B] : ATP 생성계가 전자 전달계에서 분리되는 것
[C] : 영양소가 산소와 결합하여 분해 되면서 energy를 유리시키는 것
[D] : Glucose가 비호기성 조건에서 효소 분해되어 energy를 발생하면서 lactic acid로 변화하는 것
[E] : 호흡 연쇄계에서 일어나는 전자 전달 반응과 공액하여 ADP가 인산화 되는 반응

① 호흡　② 산화적 인산화
③ 해당　④ 기질
⑤ 비공액화

정답
17. ①-A, ②-D, ③-E, ④-B, ⑤-C　18. ①-C, ②-E, ③-D, ④-A, ⑤-B

019 [A]가 [B]보다 크면 A ; [A]가 [B]보다 작으면 B ; [A]와 [B]가 같거나, 거의 같으면 C ; 서로 비교할 수 없는 성격이면 D에 ○표를 하여라.

> [A] : L-arginine에 대한 arginase의 작용
> [B] : D-Arginine에 대한 arginase의 작용

① A　② B　③ C　④ D

020 [A]가 [B]보다 크면 A; [A]가 [B]보다 작으면 B: [A]와 [B]가 같거나, 거의 같으면 C; 서로 비교할 수 없는 성격이면 D에 ○표를 하여라.

> [A] : 어떤 효소의 K_m 값
> [B] : 경쟁적 저해제 함유시 같은 효소의 K_m 값

① A　② B　③ C　④ D

021 효소의 반응 속도를 감소시키는 요인이 되지 못하는 것은?

① 효소단백(Apo-enzyme)의 변성 또는 실활
② 기질농도의 저하
③ 조효소의 활성화
④ 반응생성물에 의한 저해
⑤ 반응 생성물의 손실

022 Hydrolase가 아닌 효소는?

① Lipase　② Amylase
③ Glycosidase　④ Cytochrome oxidase
⑤ Esterase

정답 19. ①　20. ③　21. ③　22. ④

023 Endopeptidase가 아닌 것은?

① Carboxypeptidase
② Pepsin
③ Trypsin
④ Chymotrypsin
⑤ Elastase

024 특이적으로 trypsinogen에 작용하여 hexapeptide로 유리시켜 trypsin을 활성화 시키는 효소는?

① Pepsin
② Enteropeptidase
③ Secretin
④ Chymotrypsin
⑤ Elastase

025 Succinic acid dehydrogenase의 competitive inhibitor는?

① Malate
② Oxaloacetate
③ Malonate
④ Isocitrate
⑤ Aconitate

026 Catalase 및 peroxidase가 갖는 metal ion은?

① Mn
② Fe
③ Co
④ Zn
⑤ Mg

027 군특이성을 가진 효소는?

① Lactic acid dehydrogenase
② Arginase
③ Carbonic anhydrase
④ Aminopeptidase
⑤ Glutaminase

정답 23. ① 24. ② 25. ③ 26. ② 27. ④

028 Zymogen의 형태로 분비되지 않는 것은?

① Pepsin
② Chymotrypsin
③ Renin
④ Trypsin
⑤ Pepsinogen

029 Oxidase에 의해 생성된 H_2O_2를 분해하는 효소는?

① Oxygenase
② Urease
③ Catalase
④ Cytochrome c
⑤ Superoxide dismutase (SOD)

030 CO_2 운반에 있어서 가장 중요한 효소는?

① Aconitase
② Amino acid decarboxylase
③ Carbonic anhydrase
④ Hydrolase
⑤ Catalase

031 Urea를 가수분해하는 효소는?

① Uricase
② Carbamylase
③ Arginase
④ Urease
⑤ Ornithine transcarbamoylase

032 췌장에서 소장으로 중탄산염(bicarbonate) 분비를 촉진시키는 활성물질은?

① Gastrin
② Secretin
③ Rennin
④ Creatin
⑤ Renin

정답 28. ③ 29. ③ 30. ③ 31. ④ 32. ②

033 Biotin을 함유하는 효소는 biotin과 효소단백이 어떤 방법으로 결합되어 있는가?

① Lysine의 ε-amino기에 의한 아마이드 결합
② 수소결합
③ Lysine의 α-amino기에 의한 아마이드 결합
④ 글루타민에 의한 아마이드 결합
⑤ 이온결합

034 다음 중 효소명과 cofactor의 짝이 잘못된 것은?

① Catalase — Heme
② Lactate dehydrogenase — NAD^+
③ Amino acid decarboxylase — TPP
④ Carbonic anhydrase — Zn^{++}
⑤ Glyceraldehyde 3-phosphate dehydrogenase - NAD^+

035 효소의 역가측정실험에 대한 다음 설명 중 틀린 것은?

① 적당한 완충액을 사용한다.
② Cofactor를 첨가하는 일이 있다.
③ Zymogen을 활성화시키기 위하여 preincubation 하는 일이 있다.
④ Product를 미리 혼합한다.
⑤ ATP가 기질인 경우 Mg2+이 필요한 경우가 있다.

036 다음 효소 반응들 중에서 H_2O_2의 생성이 수반되는 것은?

① Alcohol dehydrogenase
② Xanthine oxidase
③ Glucose 6-phosphate dehydrogenase

정답 33. ① 34. ③ 35. ④ 36. ②

④ Hexokinase
⑤ Enolase

037 효소와 그 저해제를 짝지었다. 잘못 짝지어진 것은?

① Cytochrome oxidase — HCN
② Protease-DIFP
③ 각종 Oxido-reductase — 중금속 이온
④ 각종 Kinase — Mg^{++}
⑤ Glyceraldehyde 3-Phosphate Dehydrogenase - iodoacetate

038 경쟁적 저해(길항적 저해)는?

① K_m 값이 변하지 않는다.
② K_m 값이 감소한다.
③ V_{max}이 감소한다.
④ V_{max}이 변하지 않는다.
⑤ 반응속도는 기질 농도에 상관성이 없다.

039 비경쟁적 저해는?

① K_m의 값이 증가한다.
② K_m 값이 감소한다.
③ V_{max}이 증가한다.
④ 활성 효소분자의 농도는 변하지 않는다.
⑤ 활성 효소분자의 농도는 감소한다.

정답 37. ④ 38. ④ 39. ⑤

040 효소반응에 있어서 기질 농도와 반응속도와의 관계가 Sigmoid 형이 되는 경우에 적당한 것은?

① 경쟁적 저해제가 있는 경우의 효소반응
② isozyme이 공존하는 경우의 효소반응
③ allosteric enzyme의 효소반응
④ proenzyme이 공존하는 경우의 효소반응
⑤ 비경쟁적 저해제가 있는 경우의 효소반응

※ [문 41] 에 있어서는 [A], [B], [C], [D], [E], [F]와 아래의 ①, ②, ③, ④, ⑤, ⑥과 맞는 것끼리 짝지어라.

041 제1란의 효소는 제2란의 효소계통 분류의 어느 것에 해당하는가를 짝지어라.

▌제1란

[A] : peptidase　　[B] : epimerase
[C] : hydroxylase　　[D] : decarboxylase
[E] : acetyl CoA carboxylase　　[F] : aminotransterase

▌제2란

① 산화환원효소　　② 가수분해효소
③ lyase(탈리효소)　　④ isomerase
⑤ ligase(합성효소)　　⑥ transferase(전이효소)

042 Liver and heart muscle 장애로 인하여 증가하는 효소는?

① alkaline phosphatase　　② LDH
③ Peroxidase　　④ CK
⑤ CKP

정답 40. ③　　41. A-②, B-④, C-①, D-③, E-⑤, F-⑥　　42. ②

043 Hydrolytic enzyme을 함유하는 세포 부분은?

① cytoplasm ② mitochondria
③ cell wall ④ lysosome
⑤ nucleus

044 위액(Gastric juice)의 생리적 작용이 아닌 것은?

① pepsinogen activity ② 단백질의 변성
③ 방부 살균 ④ chymotrypsinogen activity
⑤ colloidal $Fe(OH)_3$를 환원

045 장액(Intestinal juice)에 존재하지 않는 효소는?

① maltase ② lactase
③ sucrase ④ peptidase
⑤ steapsin

046 아미노산 1차 배열 결정에 사용되는 다음 효소 중, Arginine이나 Lysine의 Carboxyl 기를 절단하는 효소는?

① chymotrypsin ② trypsin
③ pepsin ④ carboxypeptidase
⑤ chymotrypsin

047 다음 효소 중 Group specificity를 나타내는 효소는?

① arginase ② β-glycosidase
③ carbonic anhydrase ④ lactate dehydrogenase
⑤ pyruvate kinase

정답 43. ④ 44. ④ 45. ⑤ 46. ② 47. ②

048 Zymogen의 형태로 분비되지 않는 것은?

① pepsin
② trypsin
③ chymotrypsin
④ renin
⑤ Angiotensinogen

049 다음 중 Endonuclease가 아닌 것은?

① DNase Ⅰ
② Snake venom nuclease
③ Eco R1
④ RNase T1
⑤ Pvu II

050 Competitive inhibitor의 존재하에서는?

① K_m은 동일하다.
② V_{max}이 감소한다.
③ K_m은 증가한다.
④ Vmax이 증가한다.
⑤ K_m은 감소한다.

051 Thiamine pyroposphate를 조효소로 요구하지 않는 것은?

① α-ketoglutarate dehydrogenase complex
② pyruvate dehydrogenase complex
③ transketolase
④ pyruvate decarboxylase
⑤ hexokinase

정답 48. ④ 49. ② 50. ③ 51. ⑤

052 Thiamine pyrophosphate를 조효소로 요구하지 않는 것은?

① α- ketoglutarate dehydrogenase complex
② pyruvate dehydrogenase complex
③ cytochrome a/a_3 complex
④ pyruvate decarboxylase
⑤ transketolase

053 Acetyl Co-A carboxylase, proponyl Co-A carboxylase, pyruvate carboxylase의 공통적인 coenzyme은?

① biotin
② TPP
③ cyanocobalamine
④ pyridoxal phosphate
⑤ nicotinamide adenine

054 효소에 관한 Michaelis-Meten equation에서 기질의 mole 농도가 Km과 일치되는 경우 효소반응속도 (V)와 최대반응속도 (Vmax)와의 관계는 어떠한가?

① $V = V_{max}+2$
② $V = 1/2\,V_{max}+1$
③ $V = 1/2\,V_{max}$
④ $V = 2\,V_{max}$
⑤ $V = 2\,V_{max}+1/2$

055 Enzyme의 active site에 대한 설명으로 가장 적합하지 않는 것은?

① 효소와 기질이 결합하는 부위이며 catalytic site라고도 불린다.
② hemoglobin과 산소처럼 효소가 아니 경우 ligand binding site라고 한다.
③ 효소와 기질이 결합할 때 active site는 3차원적인 구조변화를 겪는다.
④ allosteric enzyme의 활성조절은 대부분 active site와기질의 경쟁반응에 의해 나타난다.
⑤ 경쟁적 저해제는 기질과 결합하는 부위에 대하여 경쟁한다.

정답 52. ③ 53. ① 54. ③ 55. ④

056 Allosteric enzyme과 regulatory site를 설명한 것으로 가장 부적절한 것은?

① regulatory enzyme의 활성조절과 관련이 있다.
② active site와는 별도로 존재한다.
③ allosteric enzyme은 보통 효소에 비해 그 크기가 크다
④ feedback inhibition은 allosteric enzyme의 작용기전 중 하나이다.
⑤ 일반적인 Michaelis-Menten 반응을 따른다.

057 효소의 경쟁적 저해반응(competitive inhibition)을 설명한 것으로 맞는 것은?

① 효소의 활성부위에 결합하여 기질과 효소와의 결합을 저해
② 효소에 반응하는 기질의 구조를 변화시켜 반응을 저해
③ 최종 생성물이 기질과 경쟁하여 효소의 활성부위와 결합
④ 효소와 기질의 친화력을 상승시킴
⑤ K_M에 영향을 주지 않는다.

058 Isozyme인 lactate dehydrogenase의 혈청값이 급성적으로 증가할 때 의심되는 질환은?

① 신장질환 ② 뇌혈관파괴
③ 근육질환 ④ 폐질환
⑤ 심장질환

059 Michaelis-Menten equation의 일반식은?

① $V = 1/2\,V_{max}[S]/(K_m+[S])$ ② $V = V_{max}[S]/(K_m+[S])$
③ $V = V_{max}/(K_m+[S])$ ④ $V = 1/2\,V_{max}K_m/(K_m+[S])$
⑤ $V = V_{max}K_m/(K_m+[S])$

정답
56. ⑤ 57. ① 58. ⑤ 59.②

060 "효소가 기질과 결합하게 되면 효소의 3차원구조가 변화되고 이러한 변화는 기질과 효소의 결합을 더욱 용이하게 한다"라는 이론과 관계되는 것은?

① Koch theory
② Pasteur theory
③ Michaelis theory
④ Flip-Flop theory
⑤ Koshland theory

061 다음 중 효소와 기질과의 친화성을 나타내는 지표는?

① 기질의 농도
② 생성물의 농도
③ 효소의 농도
④ K_m
⑤ V_{max}

062 Enzyme에 대한 설명이 옳은 것을 모두 고르시오.

① K_m 값은 1/2 V_{max}때의 기질 농도로서 해당 기질과의 친화성을 의미한다.
② enzyme의 촉매작용은 activation energy barrier를 높인다.
③ V_{max} = [E]total×kcat (turn-over number)
④ enzyme은 해당 반응의 평형상수를 변화시킨다.
⑤ enzyme의 반응속도는 온도와 pH에 영향을 받지 않는다.

063 Lineweaver-Burk plot으로부터 얻은 직선의 기울기와 1/[S] 축의 접점이 알맞게 조합된 것은 어느 것인가?

① (K_m, $-1/K_m$)
② ($1/V_{max}$, $1/[V_o]$)
③ (K_m/V_{max}, $1/V_{max}$)
④ (K_m, $-1/K_m$)
⑤ (K_m/V_{max}, $-1/K_m$)

정답
60. ⑤ 61. ④ 62. ①,③ 63.⑤

064 경쟁적 저해(competitive inhibition)에 대한 설명이 맞게 짝지워진 것은?

가. 경쟁적 저해의 경우에는 V_{max}는 변화하지만, K_m은 변화하지 않는다.
나. 설폰아미드(sulfonamide)는 미생물 내에 존재하는 dihydropteroate synthase에 대하여 *p*-aminobenzoic acid의 경쟁적 저해제이다.
다. 경쟁적 저해는 가역적 저해의 일종이다.
라. 경쟁적 저해제는 효소내의 기질 결합 부위와는 상관없다.
마. 경쟁적 저해의 경우에는 $1/V$ 축의 접점을 변화시킨다.

① 가, 나, 다
② 가, 다
③ 다, 라
④ 나, 다
⑤ 가, 나, 다, 라

065 다음 중 비가역적 저해제로만 짝지워진 것을 고르시오.

가. uncompetitive inhibitor
나. noncompetitive inhibitor
다. competitive inhibitor
라. suicide inhibitor
마. mixed type inhibitor

① 가
② 가, 나
③ 나, 다
④ 라
⑤ 라, 마

066 효소 반응 속도에 관한 내용으로 틀린 것을 모두 고르면?

가. Michaelis-Menten식은 초기 반응속도와 기질 농도사이의 관계를 나타낸다.
나. Michaelis-Menten식에서 V_0가 1/2 V_{max}가 될 때의 기질 농도는 $1/K_m$이다.
다. K_m값이 커질수록 효소와 기질의 친화력은 낮아진다.
라. Lineweaver-Burk plot은 x축을 $1/[V_0]$를, y축을 $1/[S_0]$으로 놓고 plot 한 것이다.

정답 64. ④ 65. ④ 66. ③

① 가, 나, 다　　② 가, 다
③ 나, 라　　④ 라
⑤ 가, 나, 다, 라

067 효소의 반응(enzymatic reaction)은 다음의 어떠한 경우에 최대속도(maximal velocity, V_{max})에 이르는가?

① 효소가 기질에 포화되었을 때
② 효소의 농도가 기질의 농도보다 높을 때
③ 효소의 농도와 기질의 농도가 같을 때
④ 비경쟁적 저해제가 존재할 때
⑤ 반응이 1차 반응(first order reaction)일 때

068 한 효소에 대한 3가지 기질 A, B, C에 대한 K_m 값이 10 μM(A), 100 nM(B), 1 mM(C)으로 알려졌다. 이 기질 중에서 효소와 가장 강하게 결합되는 것은?

① A　　② B
③ C　　④ 모두 같은 결합력을 갖는다.
⑤ 알 수 없다.

069 다음은 효소반응에 대한 설명이다. 옳은 것은?

① 모든 효소는 단백질로만 구성되어 있다.
② 모든 효소에 있어서 기질과 저해제의 결합부위는 다르다.
③ K_m 치가 크다는 것은 affinity 가 크다는 뜻이다
④ 효소는 화학반응의 활성화 에너지를 높여 반응이 신속히 진행되게 한다.
⑤ 경쟁적 저해제에 의해 효소 반응의 K_m이 증가된다.

정답
67. ①　　68. ②　　69. ⑤

070 다음은 효소에 관한 설명들이다. 틀린 것은?

① 모든 효소는 기질과 결합해서 그 기능을 나타낸다.
② 효소의 조절 부위에서 기질과 결합이 일어난다.
③ 효소에 의한 화학반응 속도 증가는 활성화에너지를 낮춤으로써 이루어진다.
④ 효소의 농도가 일정할 때, 기질이 과량 있을 때에는 그 기질의 농도가 증가하더라도 반응 속도는 증가하지 않는다.
⑤ 효소는 평형상태를 변화시킬 수 없다.

071 효소의 활성 조절되는 방식 중 공유 결합에 의한 것이 아닌 것은?

① Allosteric modulator
② 특정 잔기의 인산화
③ 단백질 사슬의 절단(cleavage)
④ disulfide 결합
⑤ Mechanism-based inactivation

072 KM의 특징으로 옳지 않은 것은?

① 대부분의 효소의 K_M은 10^{-1}M~10^{-7}M사이에 존재한다.
② 한 효소의 K_M값은 특정기질, 온도, 이온의 세기에 따라 결정된다.
③ K_M은 활성자리의 절반이 채워진 기질의 농도이다.
④ 경쟁적 저해를 받으면 K_M의 측정치가 적어진다.
⑤ 한 효소의 K_M값은 pH에 무관하다.

073 경쟁적 저해제와 비경쟁적 저해제의 특징으로 옳지 않은 것은?

① 경쟁적 저해를 받으면 K_M의 측정치가 적어진다.
② 경쟁적 저해는 V_{max}가 변하지 않는다.

정답
70. ② 71. ① 72. ⑤ 73. ④

③ 비경쟁적 저해는 V_{max}가 증가한다.
④ 비경쟁적 저해는 K_M 값이 감소한다.
⑤ 경쟁적 저해는 효소와 활성화 부위의 결합을 저해한다.

074 chymotrypsin의 생체 기능은?

① ATP생성
② protease
③ kinase
④ transferase
⑤ oxidase

075 효소의 기능과 특징으로 옳지 않은 것은?

① kinase는 인산기 부착반응을 촉매한다.
② phosphatase는 가수분해에 의한 인산제거 반응을 촉매한다.
③ 효소에 의해 생성된 물질이 효소의 활성을 저해하는 것을 feedback 기전이라고 한다.
④ 효소는 활성화 에너지를 낮춘다.
⑤ 효소는 zymogen형태로 활성을 가지는 것도 있다.

정답 74. ② 75. ⑤

Chapter 02

Metabolism Methods, Biological Oxidations, Bioenergetics

001 전자 전달계에서 어느 cytochrome이 마지막 과정 (1/2 $O_2 \rightarrow H_2O$)에 관여하는가?

① Cytochrome a
② Cytochrome b
③ Cytochrome c_1
④ Cytochrome oxidase
⑤ ATP synthase

002 호기성 세포에서 세포 내 산화 반응으로 생기는 에너지는 어느 화합물로 저장되는가?

① ADP
② Cyclic-AMP
③ ATP
④ NADP
⑤ AMP

003 전자 전달계를 촉매하는 효소는 세포 내 구조에서 대개 어디에 존재하는가?

① Endoplasmic reticulum
② 리보솜
③ 미토콘드리아의 외측막
④ 미토콘드리아의 내측막
⑤ 핵막

정답 1. ④ 2. ③ 3. ④

004 ATP에 저장된 자유에너지(화학 에너지)는 다음 어느 반응에 사용되는가?

① 합성 반응
② 발열 또는 기계적 일
③ 흡열 반응의 진행(추진력)
④ 이상 모두
⑤ 정답 없음

005 사람의 혈청 Albumin은 100개 이상의 산성기 및 거의 같은 수의 염기성기를 가지고 있는데, 이것은 다음 어느 기술을 뒷받침하는가?

① 단백질이 여러 개의 peptide 사슬로 되어 있다.
② 단백질은 좋은 완충제이다.
③ 효소의 촉매 작용은 pH와 무관하다.
④ 단백질은 높은 산화 전위를 갖고 있다.
⑤ 단백질이 중성이다.

006 Respiratory alkalosis는?

① 혈액 중 H_2CO_3의 감소에 대해 HCO_3^-의 감소 없음
② 혈액 중 CO_2 축적
③ 체액중에 Cl^- 축적
④ 체액 중에 Cl^- 축적
⑤ 체액중에 산소 포화

007 질소평형이 마이너스라면?

① 질소 섭취가 배설되는 양과 같다.
② 질소 섭취가 배설되는 양보다 많다.
③ 질소 섭취가 배설되는 양보다 적다.
④ 모든 질소가 다 이용되고 있다.
⑤ 정답 없음

정답 4. ④ 5. ② 6. ① 7. ③

008 DNA-dependent RNA-polymerase가 세포 내 구조에서 존재하는 곳은?

① Mitochondria
② Cytoplasm
③ Microsomes
④ Nuclei
⑤ Lysosome

009 β-glucuronidase가 세포구조에서 존재하는 곳은?

① Cytoplasm
② Microsomes
③ Nuclei
④ Lysosomes
⑤ Mitochondria

010 구연산 cycle(시트르산 사이클)의 중간체가 아닌 것은?

① Acetoacetate
② Succinate
③ Oxaloacetate
④ Fumarate
⑤ Malate

011 Bioluminescent organism에서 나오는 광에너지는 어디서 유래하는가?

① Co-enzyme A
② ATP
③ NAD
④ Thiamine pyrophosphate
⑤ CO_2

012 폐에서 reduced hemoglobin이 oxyhemoglobin으로 될 때 방출되는 H+의 receptor는?

① Methemoglobin
② HCO_3^-
③ H_2O_3
④ Hemoglobin
⑤ thermogenin

정답 8. ④ 9. ④ 10. ① 11. ② 12. ②

013 TCA cycle에서 Citric acid가 α-Ketoglutaric acid로 될 때, 작용하는 효소로서 옳은 것은?

① Isocitrate dehydrogenase와 Fumarase
② Succinate dehydrogenase와 aconitase
③ Aconitase와 isocitrate dehydrogenase
④ Fumarase와 malate dehydrogenase
⑤ citrate synthase 와 aconitase

014 탄수화물의 근육 내 산화에서 Succinate, Fumarate, Oxaloacetate, Citrate 등은 호기성 산화를 촉진하고 malonate는 이러한 효과를 차단한다. 이 malonate의 효과는?

① Condensing enzyme의 저해
② 전자 전달의 차단
③ 해당 반응의 저해
④Succinate dehydrogenase의 저해
⑤ 비경쟁적 저해

015 Pyruvic acid는 구연산 cycle을 통해서 산화되는데, cycle에 들어가려면 TPP의 작용이 필요하다. TPP는 다음 어느 화합물 생성에 관여하는가?

① Oxalosuccinic acid
② Lactic acid
③ Lipoic acid
④ Acetyl CoA
⑤ citrate

016 [A], [B], [C], [D]와 아래의 ①, ②, ③, ④와 맞는 것끼리 짝지어라.

[A] : Lysosomes	[B] : Nuclei
[C] : Mitochondria	[D] : Micrososomes

정답
13. ③ 14. ④ 15. ④ 16. ①-C, ②-B, ③-A, ④-D

① 전자 전달계(ETS) ② NAD의 생합성
③ 가수분해 효소 ④ 복합지질의 생합성

017 [A], [B], [C], [D]에 맞는 것이 2개 있다. ①, ②, ③, ④항에서 선택하여라.

[A] : Catalase는 1분자당 Fe를 4분자 함유한다.
[B] : Peroxidase는 1분자당 Fe를 4분자 함유한다.
[C] : Catalase는 H_2O_2을 분해한다.
[D] : Peroxidase는 미생물에만 있다.

① [A], [B] ② [A], [C]
③ [B], [C] ④ [C], [D]

018 다음 중 옳은 것은?

[A] : Cytochrome C의 산화환원단위
[B] : Flavinnucleotide의 산화환원단위

① [A]가 [B]보다 크다.
② [B]가 [A]보다 크다.
③ [A], [B]가 일치하거나 거의 비슷하다.

019 다음 중 옳은 것은?

[A] : α-Glycerophosphate 가수분해의 자유에너지의 절대값
[B] : Phosphoenol pyruvate 가수분해의 자유에너지의 절대값

① [A]가 [B]보다 크다.
② [B]가 [A]보다 크다.
③ [A], [B]가 일치하거나 거의 비슷하다.

정답 17.② 18.① 19. ②

020 다음 중 옳은 것은?

> [A] : Glucose-6-phosphate의 가수분해의 자유에너지의 절대값
> [B] : Acetyl phosphate의 가수분해의 자유에너지의 절대값

① [A]가 [B]보다 크다.
② [B]가 [A]보다 크다.
③ [A], [B]가 일치하거나 거의 비슷하다.

021 다음 중 옳은 것은?

> [A] : 박데리아 세포의 크기
> [B] : 동물세포 mitochondria의 크기

① [A]가 [B]보다 크다.
② [B]가 [A]보다 크다.
③ [A], [B]가 일치하거나 거의 비슷하다.

022 다음 중 옳은 것은?

> [A] : 같은 원심력에 의한 microsome의 침전
> [B] : 같은 원심력에 의한 mitochondria의 침전

① [A]가 [B]보다 크다.
② [B]가 [A]보다 크다.
③ [A], [B]가 일치하거나 거의 비슷하다.

정답 20. ② 21. ③ 22. ②

※ [문 23~25] 에 있어서는 위의 (　　) 속에 아래의 맞는 번호를 써 넣어라.

023 Citric acid cycle에서 aconitase의 작용을 저해하는 것은 (　　)이다.

① ATP　② Fluorocitrate
③ Arsenite　④ Meso-tartrate
⑤ O_2

024 (　　)는 전자 전달계(ETS)의 사슬 말단에 있다.

① Flavoprotein　② Cytochrome a
③ Cytochrome c　④ Cytochrome oxidase
⑤ ATP synthase

025 (　　)는 Flavoprotein과 Cytochrome b 사이에서 전자 이동을 촉매한다.

① Ubiquinone　② Flavoprotein
③ Cytochrome oxidase　④ Cytochrome c
⑤ Cytochrome P450

026 [A], [B], [C], [D]항과 ①, ②, ③, ④, ⑤항과의 관련이 있는 것끼리 짝지어라.

[A] : ATP　[B] : NAD
[C] : 양자 모두 관련됨　[D] : 양자 모두 관련 없음

① 전자수용체
② Adenine 함유
③ 2개의 pyrohposphate 결합을 함유
④ 인산을 더 결합할 수 있다.
⑤ Co-enzyme

정답 23. ②　24. ④　25. ①　26. ①-B, ②-C, ③-A, ④-B, ⑤-C

027 [A], [B], [C], [D]항과 ①, ②, ③, ④, ⑤항과의 관련이 있는 것끼리 짝지으면?

[A] : NAD	[B] : NADP
[C] : 양자 모두 관련됨	[D] : 양자 모두 관련 없음

① Lactate dehydrogenase의 Co-enzyme
② Glucose-6-phosphate dehydrogenase의 Co-enzyme
③ Yeast Alcohol dehydrogenase의 Co-enzyme
④ L-Glutamate dehydrogenase의 Co-enzyme
⑤ Succinate dehydrogenase의 Co-enzyme

028 Alcohol fermentation은 혐기적 조건하에서 그 속도가 빨라지는데, 그 이유는?

① TCA cycle 때문
② Pasteur effect 때문
③ Genetic function 때문
④ Carbonic anhydrase 때문
⑤ Bohr effect 때문

029 정상혈액성분이 아닌 것은?

① Serum albumin
② Serum globulin
③ Fibrinogen
④ Acetone body
⑤ Hemoglobin

030 인체의 normal blood sugar value %는?

① 0.05%
② 0.1%
③ 0.15%
④ 0.2%
⑤ 0.5%

정답 27. ①-A, ②-B, ③-A, ④-C, ⑤-D 28. ② 29. ④ 30. ②

031 혈장내에서 가장 중요한 buffer는?

① Phosphate ② Protein
③ HCO_3^-, H_2CO_3 ④ Hemoglobin
⑤ Tris buffer

032 Oxyhemoglobin 형성에 영향을 끼치지 않는 것은?

① O_2의 농도 ② Ca^{++}의 농도
③ CO_2의 농도 ④ pH의 관계
⑤ 정답 없음

033 Fibrinolysis를 일어나게 하는 것은?

① Thrombin ② Prothrombin
③ Plasmin ④ Thromboplastin
⑤ 정답 없음

034 Fumarate, malate, cirate 등은 탄수화물의 호기성 산화를 촉진하는데 malonate는 이러한 효과를 차단한다. 그 이유는?

① Condensing enzyme의 저해 ② 전자전달의 차단
③ 해당 반응의 저해 ④ Succinate dehydrogenase의 저해
⑤ Malonyl-CoA로부터 지방산 합성의 차단

035 Arsenate가 해당 반응에 독성을 나타내는 작용기전은?

① Phosphofructokinase의 allosteric activator인 phosphate와 경쟁
② Enolase의 저해

정답
31. ③ 32. ② 33. ③ 34. ④ 35. ③

③ 기질준위의 산화적 인산화의 분리
④ Pyruvate dehydrogense의 환원형 lipoic acid와의 복합체 형성
⑤ Glyceraldehyde-3-phosphate dehydrogenase의 thiol기와 반응

036 Tricarboxylic acid cycle의 반응이 아닌 것은?

① cis-aconitate의 iso-citrate로 수화
② iso-citrate의 cis-aconitate로 탈수화
③ α-keto glutarate의 succinyl-CoA로의 산화적 탈카르복실화
④ Fumarate의 malate로의 수화
⑤ citrate의 oxalosuccinate로 탈카르복실화

037 미토콘드리아막이 대체로 투과시키지 않는 것은?

① Pyruvate
② Dinitrophenol
③ Malate
④ Coenzyme A ester
⑤ α-Glycerolphosphate

038 기질준위의 인산화를 일으키는 효소의 한 예는?

① α-Ketoglutarate dehydrogenase
② Glyceraldehyde-3-phosphate dehydrogenase
③ Succinyl-CoA synthetase
④ 6-Phosphogluconate dehydrogenase
⑤ citrate synthase

정답 36. ⑤ 37. ④ 38. ③

039 Cyanide는 어떠한 이유로 유독한가?

① Hemoglobin과 복합체 형성
② 적혈구막과 조합
③ Cytochrome oxidase의 저해
④ Myoglobin의 저해
⑤ 혈액 내에서 산소 전달의 봉쇄

040 해당 과정에 있어서 옳은 것은? (모두)

① Glucose 1분자의 분해는 2분자의 lactate와 4분자의 ATP를 형성한다.
② ATP가 생성되면 중간 생성단계는 없다.
③ Pyruvate kinase는 phosphoenol pyruvate 형성에 필요하다.
④ 중간 생성물의 대부분은 인산 ester이며 세포에서 중간 생성물의 형태로 이탈하지 않는다.
⑤ 정답 없음

041 Succinate의 산화와 stearate의 산화의 유사성은?

① 모두 미토콘드리아에서 진행된다.
② 모두 기질의 coenzyme-A ester를 이용한다.
③ 모두 cis 올레핀 생성물을 형성한다.
④ 모두 전자전달계를 통하여 분자산소로 결합된다.
⑤ acetyl coA를 형성한다.

정답 39. ③ 40. ④ 41. ①

042 Cytochrome P_{450}의 주된 기능은?

① Steroid 16 α- 수산화
② Tyrosine의 DOPA로의 수산화
③ Phenobarbital의 무독화
④ Phenylalanine의 tyrosine으로의 수산화
⑤ Xenobiotics의 불용성화

043 기질준위 인산화에 관계되는 것은?

① α-ketoglutarate dehydrogenase
② glyceraldehyde-3-phosphate dehydrogenase
③ 6-phosphogluconate dehydrogenase
④ phosphoglycerate kinase
⑤ Glycogen phosphorylase

044 Cyanide가 독성을 나타내는 이유는?

① myoglobin의 저해 ② hemoglobin의 저해
③ erythrocyte 막과 결합 ④ 혈액의 산소 수송의 차단
⑤ cytochrome oxidase의 저해

045 전자전달계와 산화적 인산화반응과의 공역을 저해하는 화합물은 다음 중 어느 것인가?

① 에너지전이 저해제 ② 길항저해제
③ 탈공역제(uncoupler) ④ 전자전달 저해제
⑤ 비길항 저해제

정답
42. ③ 43. ④ 44. ⑤ 45. ③

046 다음 중 전자전달계 저해 물질이 아닌 것은?

① antimycin A ② actinomycin D
③ rotenone ④ cyanide
⑤ Amytal

047 Respiratory acidosis에 의해 유발되는 질병은?

① hyperventillation ② vomitting
③ emphysema ④ diarrhea
⑤ amyotrophic lateral sclerosis

048 다음 반응 중 Substrate level phosphorylation에 해당되는 것은?

① succinyl coA → succinate
② succinate → fumarate
③ α-ketoglutarae → succinyl coA
④ isocitrate → α-ketoglutarate
⑤ Citrate → isocitrate

049 Phosphorylase kinase는 어느 화합물에 의해 활성화가 되는가?

① calcium ② citrate
③ fatty acid ④ N-acetyl glucosamine
⑤ Insulin

정답 46. ② 47. ③ 48. ① 49. ①

050 Active transport에 해당하는 것은?

① Na^+/K^+-ATPase ② HCO_3^-/Cl^- transport
③ H^+/glucose transport ④ 해당 항이 2개 있다.
⑤ 정답 없음

051 생체 내의 물질대사에 대해 맞게 기술한 것은?

① 대사의 많은 효소반응은 몇 개의 서로 독립된 대사경로를 형성한다.
② 대사는 크게 이화와 동화로 나누어진다.
③ 동화란, 이화에 의해 분해된 물질을 사용하여 단백질, 지질 등을 생합성하는 것이다.
④ 생체 내 생합성에는 에너지가 필요하고, 이것은 핵산의 고에너지 인산결합으로부터 얻는다.
⑤ 이화와 동화의 대사 경로는 공통이며 가역적이다.

052 생체산화에 대해 맞게 기술한 것은?

① $FADH_2$와 $FMNH_2$는 전자전달계에 의해 산화되어 3분자의 ATP를 생성한다.
② 생체산화란 생체 내에서 일어나는 산화환원반응으로 대부분 에너지를 발생하는 반응에 관계한다.
③ 단백질, 지질, 당질 등은 생체산화를 거쳐 CO_2와 H_2O로 된다.
④ oxidase는 기질로부터 산소를 뺏어 물을 만든다.
⑤ 전자전달계에서 NADH로부터 수소원자를 받는 효소는 NADH dehydrogenase이다.

정답
50. ④ 51. ②,③ 52. ②,③,⑤

053 Mitochondria의 전자전달계에 대해 맞게 기술한 것은?

① 전자전달계는 matrix와 내막에 있다.
② 전자전달계는 구성성분이 기능단위마다 4개의 복합체를 형성한다.
③ 전자전달계의 목적은 mitochondria 내막에 막전위를 형성하는 것이다.
④ cytochrome oxidase는 Cyt. a, a_3를 포함하는 전자전달체로 산소 수용체이다.
⑤ ATP 합성효소는 F_0F_1-ATPase라고 하며, ATP가 과잉이 되면 ATP를 분해한다.

054 근육의 에너지 축적 상태는?

① UTP
② glucose-6-phosphate
③ AMP
④ creatine phosphate
⑤ GTP

055 간세포의 endoplasmic reticulum에 대한 설명 중 옳은 것을 모두 고르시오.

① Ca^{2+} 저장기능
② ribosome과 결합하여 rough endoplasmic reticulum 형성
③ ribosome과 결합하여 RNA 합성
④ 약물 대사기능
⑤ 단백질의 glycosylation기능

056 다음 중 lysosome의 기능으로 맞는 것은?

① 세포 내 organelle로서 세포에 필요한 단백질 합성작용
② 세포 내 organelle로서 유전자 합성에 중요한 역할
③ 세포 내 organelle로서 내부 pH가 산성이며, 이 조건하에서 활발한 분해작용
④ 세포 내 organelle로서 Ca^{2+}의 저장작용
⑤ 세포 내 organelle로서 세포에 필요한 ATP 등의 에너지 생산

정답 53. ②,③,④ 54. ④ 55. ①,②,④,⑤ 56. ③

057 다음 중 가장 높은 에너지를 가진 화합물에 해당하는 것은?

① phosphocreatine ② fructose-6-phosphate
③ fructose-1,6-bisphosphate ④ 1,3-bisphosphoglycerate
⑤ glucose-6-phosphate

058 다음 중 전자전달계(electron transport chain)에서 dinitrophenol(DNP)의 설명으로 맞는 것은?

① 전자흐름에는 영향을 미치지 않으며 uncoupling 작용을 보인다.
② 수용성의 물성을 가지고 있다.
③ ATP합성을 억제하지는 않는다.
④ proton gradient를 없애지 못한다.
⑤ Ionophore라고 볼 수 있다.

059 전자에 대한 친화도가 가장 낮은 것은?

① $NADP^+$ ② FMN
③ FAD ④ O_2
⑤ ubiquinone

060 단백질 합성에 필요한 기관으로 조그마한 particle로서 단백질과 RNA(리보핵산)로 구성되어진 것은?

① mitochondria ② ribosome
③ lysosome ④ cell membrane
⑤ fatty acid synthase complex

정답 57. ④ 58. ① 59. ① 60. ②

061 간의 기능으로 가장 거리가 먼 것은?

① 혈액세포의 합성과 분해
② 내, 외인성 화합물의 대사, 해독, 배설
③ bile salt의 합성
④ 지방으로부터 탄수화물의 합성
⑤ 아미노산 합성과 대사

062 산화/환원반응에 관계하는 조효소가 아닌 것은?

① NADH, H^+　② FMN　③ FAD
④ biotin　⑤ NADPH, H^+

063 해당과정(Glycolysis)에서 대사적으로 비가역적인(metabolically irreversible) 반응을 촉매하는 효소가 아닌 것은?

① Hexokinase　② Phosphofructokinase-1
③ Glyceraldehyde 3-phosphate dehydrogenase
④ Pyruvate kinase　⑤ All of the above

064 다음 중 Glycolysis에서 물분자 하나를 잃으면서 분자간 에너지의 재분배를 통하여 에너지 status를 높이는 반응을 촉매하는 효소는?

① Aldolase
② Phosphoglycerate mutase
③ Glyceraldehyde 3-phosphate dehydrogenase
④ Enolase
⑤ None of the above

정답 61. ④　62. ④　63. ③　64. ④

065 갈락토오스 혈증(Galactosemia)이란 효소의 장애로 갈락토오스와 galactose 1-phosphate가 체내에 축적되는 상염색체 열성 유전으로 갈락토오스 혈증 Ⅰ형이라고 부르며, 생후 즉시 발육부전, 구토, 간, 비장종대, 황달, 설사가 나타나고 수개월 내 백내장, 정신운동 발육지연을 보이다 간경변, 산혈증, 아미노산뇨 등이 나타나 사망한다. 이 경우 결핍된 효소는 다음 중 어느 것인가?

① mutase
② epimerase
③ galactokinase
④ transferase
⑤ None of the above

066 Glucose에서 pyruvate까지 해당과정의 모든 중간대사체(intermediates) 중에서 인산화(Phosphorylated)되어 있는 중간대사체는 모두 몇 종류인가?

① 7가지
② 8가지
③ 9가지
④ 10가지
⑤ 11가지

067 다음 중 Pentose phosphate pathway가 가지는 대사적 의의(중요성)가 아닌 것은?

① Ribose를 공급하여 핵산합성, 오탄당 대사에 관여한다.
② NADPH를 공급한다.
③ GS-SG로부터 GSH를 환원시키는데 중요하다.
④ NAD^+를 공급하여 혐기조건(anaerobic condition)에서 glycolysis가 계속적으로 진행되도록 한다.
⑤ 적혈구에서 oxidative damage로부터 세포를 보호하는데 필요하다.

정답 65. ④ 66. ③ 67. ④

068 Glycolysis가 진행되고 있는 cell-free liver preparation에 ^{32}P-radiolabeled inorganic phosphate를 첨가하면 가장 먼저 이 방사선 동위원소가 유입되어지는 대사중간물질은 무엇일까?

① glucose 6-phosphate
② fructose 1,6-bisphosphate
③ thiamine pyrophosphate
④ 2-phosphoglycerate
⑤ 1,3-bisphosphoglycerate

069 다음 중 Glycolytic enzymes의 활성을 조절하는 기전으로 사용되어지는 것은?

① allosteric effector
② substrate availability
③ product inhibition
④ covalent modification
⑤ all of the above

070 Glucose가 lactate로 변환되는 과정에서 사용된 glucose 1분자 당 얻어지는 NADH의 수는?

① 0
② 1
③ 2
④ 3
⑤ 4

071 다음 중 proton gradient를 형성하는 데 관여하지 않는 전자 전달계(electron transport chain)의 complex는?

① Complex I
② Complex II
③ Complex III
④ Complex IV

정답 68. ⑤ 69. ⑤ 70. ① 71. ②

072 다음 중 생화학적인 반응에서 negative free-energy change(-⊿G)에 대한 설명으로 가장 적절한 것은?

① 반응은 자발적으로 진행될 것이다.
② 반응은 역으로 진행될 것이다.
③ 반응은 무질서도(entropy)의 변화에 의해 우선적으로 유도된다.
④ 반응은 enthalpy의 변화에 의해 우선적으로 유도된다.
⑤ 보기 중에 답 없음

073 ^{14}C-radioactively labeled acetyl CoA가 citric acid cycle에 들어간다면 다음 중 어떤 화합물이 방사능을 가지게 될 것인가?

① Citrate
② Isocitrate
③ Malate
④ Oxaloacetate
⑤ All of the above

074 다음 중 citric acid cycle에 관여하는 효소로만 짝지어진 것은?

① aconitase와 succinate dehydrogenase
② fumarase와 hexokinase
③ pyruvate dehydrogenase와 cycloxygenase
④ citrate synthetase와 aldolase
⑤ fumarase와 phosphofructokinase

075 다음 중 tryptophan으로부터 만들어지는 것은?

① epinephrine
② melatonin
③ dopamine
④ thyroxine
⑤ fumarate

정답 72. ① 73. ⑤ 74. ① 75.②

076 다음 중 urea cycle에 대한 설명으로 적당하지 않는 것은?

① ammonia는 urea의 형태로 바뀌어 배출된다.
② Arginine은 urea의 전구체로 존재한다.
③ Ornitine은 carbamoyl phosphate와 반응하여 citrulline이 된다.
④ 척추동물이나 조류에서는 urea대신 uric acid가 배출된다.
⑤ 생성되는 fumarate는 urea cycle과 citric acid cycle을 연결시킨다.

077 다음 중 도파민의 생합성에 이용되는 아미노산은?

① 글라이신
② 프롤린
③ 타이로신
④ 아스파라진
⑤ 라이신

078 Adenosine deaminase deficiency(ADA)에 대한 설명으로 옳지 않은 것은?

① 필수 아미노산 결핍에 의해 일어난다.
② 심한 면역 결핍 증세를 일으킨다.
③ adenosine deaminase효소의 결핍에 의해 일어난다.
④ 퓨린 염기의 대사 이상에 기인한다.
⑤ 질병 치료를 위해 유전자 치료가 한 가지 방법이다.

079 마지막 식사를 한지 48시간이 지났다면, 혈중 글루코오스 농도를 유지하는데 작동하는 생체 대사과정은?

① 당분해 과정(glycolysis)
② 글리코겐 분해과정(glycogenolysis)
③ 펜토오스 인산 경로(HMP shunt)
④ 글루코오스 신생합성(gluconeogenesis)
⑤ 글리코겐 합성과정(glycogenesis)

정답 76. ④ 77. ③ 78. ① 79. ④

080 생체 에너지의 저장 물질로 지방산은 탄수화물보다 유리한 점이 많다. 이에 대한 설명으로 옳은 것은?

가. 탄수화물보다 더 환원된 형태이다.
나. 소수성이 훨씬 더 크므로 단위 공간에 더 촘촘히 채울 수 있다.
다. 단위 무게당 함유된 에너지가 더 많다.
라. 중간대사 과정에서 필요할 때 즉각 이용할 수 있다.

① 가, 나, 다 ② 가, 다
③ 나, 라 ④ 라
⑤ 가, 나, 다, 라

081 사람의 경우, 프로스타글란딘의 precursor는?

① 글루코오스 ② 올레산
③ 로이코트리엔 ④ 콜레스테롤
⑤ 아라키돈산

082 시트르산 회로와 요소 회로를 연결하는 화합물은?

① carbamoyl phosphate ② ornithine
③ fumarate ④ succinate
⑤ arginine

083 어떤 아미노산의 대사에 관여하는 효소에 결함이 있을 때, 페닐케톤뇨증(PKU)이나 백색증(albinism)을 야기시키는가?

① 히스티딘 ② 아르기닌
③ 타이로신 ④ 트립토판
⑤ 메티오닌

정답 80. ① 81. ⑤ 82. ③ 83. ③

084 유전적인 결함에 기인하는 질병 중에서, 호모겐티스산 산화 효소의 결함에 기인하는 것은?

① 단풍즙 뇨증(maple syrup uria) ② 페닐케톤 뇨증(phenylketonuria)
③ 호모시스틴 뇨증(homocystinuria) ④ 알캅톤 뇨증(alkaptonuria)
⑤ 과발린 혈증(hypervalinemia)

085 통풍(gout)의 치료제인 알로푸리놀(allopurinol)은 어느 것의 전환을 방해하는가?

① GMP의 IMP로의 전환 ② 크산틴의 요산으로의 전환
③ 티민의 아데닌으로의 전환 ④ 이노신의 구아노신으로의 전환
⑤ 아데노신의 이노신으로의 전환

086 다음 전자전달계의 Inhibitor에 관한 설명 중 틀린 것은?

① venturicidin : 전자전달 저해
② oligomycin : 전자전달 저해
③ dinitrophenol : uncoupling
④ CO : 전자전달 저해
⑤ DCCD (dicyclohexylcarbodiimide) : ATP synthase 저해

087 다음 반응을 촉매하는 효소의 이름은?

ATP → cAMP+ppi

① cAMP dependent protein kinase
② Creatine kinase
③ Adenylyl cyclase
④ Adenylate kinase
⑤ NDK

정답 84. ④ 85. ② 86. ② 87. ③

088 다음 반응을 촉매하는 효소의 이름은?

ATP+AMP ⇔ 2ADP

① cAMP dependent protein kinase
② Creatine kinase
③ Adenylyl cyclase
④ Adenylate kinase
⑤ NDK

089 다음 중 적혈구에서 왕성한 Pathway는?

① glycolysis
② TCA cycle
③ HMP pathway
④ fatty acid oxidation
⑤ fatty acid synthesis

090 Succinate가 Fumarate로 산화될 때 chemiosmotic model에 의해 생성되는 ATP 분자의 수와 가장 가까운 것은?

① 생기지 않는다.
② 0.5분자
③ 1.5분자
④ 2.5분자
⑤ 3.5분자

091 피리미딘 dNTP의 과잉공급시, ribonucleotide reductase에 대한 되먹임 조절(feedback control) 신호체계 형성에 관여하는 누클레오티드는?

① dCTP
② dTTP
③ dGTP
④ dUTP
⑤ dATP

정답 88. ④ 89. ③ 90.③ 91. ②

092 다음의 성분들 중에서 nucleotide의 합성을 방해하여 암세포의 성장을 억제할 수 있는 것은?

① Uric acid analogue
② Xanthine dehydrogenase inhibitor
③ Allosteric modulators of ribonucleotide reductase
④ Hypoxanthine-guanine phosphoribosyltransferase inhibitors
⑤ 5-Fluorouracil, a thymidylate synthase inhibitor

093 다음 중 "chemiosmotic theory"가 가지는 주요 개념에 대해서 가장 잘 설명한 것은?

① membranes은 transporters를 가진다.
② 전자전달계(electron transport chain)은 항상 NADH로부터 시작된다.
③ proton gradient는 ATP합성을 위한 energy reservoir로 제공된다.
④ 전자전달의 마지막 단계는 산소가 물로 환원되는 것이다.
⑤ osmosis를 통해서 물질이 막을 투과한다.

094 Huntington's disease는 involuntary movements와 치매를 포함하는 퇴행성신경질환이다. 이 병에 걸린 환자의 경우 비이상적인 단백질 (Huntington's protein)이 만들어지게 되고 1-3-bisphosphoglycerate의 생산이 급격히 감소하게 된다. 뇌는 에너지원의 대부분으로 glucose에 의존적이라면 비이상적 단백질과 해당과정에 관여하는 효소와의 상호관계에 있어서 어떠한 결과가 예상되는가?

① Huntington's protein은 phosphoglycerate mutase에 결합하여 glycolysis를 활성화시킴으로 뇌에서 ATP의 과다생산을 야기한다.
② Huntington's protein은 enolase에 결합하여 glycolysis를 저해하고 ATP의 결핍을 야기한다.

정답 92. ⑤ 93. ③ 94. ④

③ Huntington's protein은 triose phosphate isomerase에 결합하여 glycolysis를 저해하고 ATP의 결핍을 야기한다.
④ Huntington's protein은 glyceraldehyde 3-phosphate dehydrogenase에 결합하여 glycolysis를 저해하고 ATP의 결핍을 야기한다.
⑤ Huntington's protein은 phosphoglycerate kinase에 결합하여 glycolysis를 활성화시킴으로 뇌에서 ATP의 과다생산을 야기한다.

095 Phosphocreatine의 설명으로 옳은 것은?

① 근육에 존재하는 고에너지 인산성분이다.
② ATP와 동일하게 자주 사용된다.
③ 뇌세포가 많이 사용되는 에너지 성분이다.
④ 간세포가 많이 사용되는 에너지 성분이다.
⑤ 모두 옳지 않다.

096 Pyruvate에서 직접 만들 수 없는 물질은?

① Alanine
② Valine
③ Lactate
④ Oxaloacetate
⑤ Citrate

097 Alanine aminotransferase 효소 반응에 관여하는 cofactor는?

① NAD
② biotin
③ pyridoxal phosphate
④ ascrobic acid
⑤ zinc ion

정답
95. ① 96. ⑤ 97. ③

098 succinate dehydrogenase에 의해서 생성되는 물질은?

① malate ② citrate
③ succinate ④ succinyl-CoA
⑤ fumarate

099 pyruvate dehydrogenase의 cofactor는?

① coenzyme A ② NADP
③ FMN ④ thiamine pyrophosphate
⑤ ATP

100 pyruvate dehydrogenase complex의 활성 억제 성분은?

① ATP ② pyruvate
③ ADP ④ malate
⑤ succinate

101 Cytochrome oxidase의 기능을 억제하는 성분은?

① Cyanide ② Oligomycin
③ DNP ④ Valinomycin
⑤ Atractyloside

정답 98. ⑤ 99. ④ 100. ① 101. ①

Chapter 03

Carbohydrate

001 포도당은 다음 중 어느 당에 해당하는가?

① Oligosaccharide ② Aldohexose
③ Aldopentose ④ Ketohexose
⑤ Ketopentose

002 당의 입체 구조 D-, L-체는 다음 당 중 어느 당의 형태를 근거로 해서 결정하는가?

① Glyceraldehyde ② Glucose
③ Fibose ④ Fructose
⑤ Dihydroxyacetone

003 다음 다당류 중 Glucose의 중합체가 아닌 것은?

① Amylose ② Inulin
③ Glycogen ④ Amylopectin
⑤ Cellulose

정답 1. ② 2. ① 3. ②

004 Sucrose의 가수분해산물은?

① Glucose와 mannose
② Galactose와 glucose
③ Maltose와 glucose
④ Fructose와 glucose
⑤ Fructose와 Mannose

005 Glycogen이 산에 의해 가수 분해될 때의 최종산물은?

① Amylopectin
② Dextrin
③ Glucose
④ Maltose
⑤ Galactose

006 HMP shunt는 세포대사에 있어서 대단히 중요한데, 그 이유는 다음 중 어느 것을 생성하는 때문인가?

① NADH
② NADPH
③ ATP
④ CoA
⑤ Fructose

007 다음 중 포도당으로부터 glucuronic acid가 생성되는 과정에서의 중간물질이 아닌 것을 골라라.

① L-Gulonic acid
② UDP-glucose
③ Glucose-6-phosphate
④ UDP-glucuronic acid
⑤ 없음

정답 4. ④ 5. ③ 6. ② 7. ①

008 다음 중 "high energy" 화합물로 분류되는 생화학적 중간산물은?

① Glucose-6-phosphate
② Glycerophosphate
③ 2-phosphoglyceric acid
④ 1, 3-diphosphoglyceric acid
⑤ 6-phosphogluconate

009 해당 작용에 관련되지 않는 효소는?

① Aldolase
② Gluconokinase
③ Enolase
④ Pyruvate kinase
⑤ phosphohexose isomerase

010 Pyruvate의 산화적 decarboxylation에는 다음 중 어느 것이 필요한가?

① Coenzyme A
② NADP
③ Cytochromes
④ Acetyl-CoA
⑤ ATP

011 Glucose-6-phosphate → Fructose-1, 6-di-phosphate로 변환시키는 데 필요한 효소는?

① Phosphoglucomutase와 phosphorylase
② Phosphoglucomutase와 aldolase
③ Phosphohexose isomerase와 phosphofructokinase
④ Phosphohexose isomerase와 aldolase
⑤ Phosphoglucomutase와 phosphofructokinase

정답 8. ④ 9. ② 10. ① 11. ③

012 다음 중 포유류에 있어서 pyruvate 대사산물이 아닌 것은?

① Lactic acid
② Acetyl-CoA
③ Malic acid
④ Ethanol
⑤ kinate

013 N-Acetylneuraminic acid는 N-acetylmannosamine-6-phosphate와 다음 중 어느 것으로부터 합성되는가?

① Glucuronic acid
② Uridine triphosphate
③ Phosphoenolpyruvic acid
④ N-acetylgalactosamine
⑤ Succinyl-CoA

014 과당은 다음 중 어느 당에 해당되는가?

① Oligosaccharide
② Aldohexose
③ Aldopentose
④ Ketohexose
⑤ Ketopentose

015 산소에 의한 해당 작용의 억제를 무엇이라 하는가?

① Crabtree 효과
② Glycolytic 효과
③ Pasteur 효과
④ Fermentation
⑤ Doppler 효과

정답
12. ⑤ 13. ③ 14. ④ 15. ③

016 전분과 I_2 용액의 정색반응은 다음 중 어느 것에 기인하는가?

① Glucose ② Maltose
③ Amylose ④ Glucose의 유리 환원기
⑤ Pentose

017 Pentose뇨의 특징은?

① arabinose의 배설 ② 간장해
③ L-Xylulose의 배설 ④ Fructosuria
⑤ High glucose

018 광합성에 있어서 CO_2가 탄수화물로 환원되는 것은?

① 명반응 ② 산소의존성 반응
③ 암반응 ④ NADH와 ATP가 필요하지 않다.
⑤ 명반응, 암반응과 상관없다.

019 UDP-glucose는 다음 어느 것의 존재하에 효소적으로 산화되어 UDP-glucuronic acid를 생성하는가?

① ATP ② FMN
③ NADP ④ NAD
⑤ NADPH

020 Phosphoglyceraldehyde dehydrogenase는 다음 어느 것을 함유하는가?

① NADP ② NAD
③ ATP ④ Cu^{++}
⑤ FMN

정답 16. ③ 17. ③ 18. ③ 19. ④ 20. ②

021 탄수화물의 환원성은 다음 어느 원자단의 존재에 기인하는가?

① hemiacetal성 수산기
② 유리 hydroxyl기
③ 유리 carboxyl기
④ Cupric oins
⑤ Hemiacetal성 carboxyl기

022 Glucose를 sodium amalgam과 같은 환원제로 환원시키면 다음 중 어느 것이 생성되는가?

① Mannitol
② Dulcitol
③ Sorbose
④ Sorbitol
⑤ Mannose

023 Starch와 glycogen은 다음 당 중 어느 당의 중합체인가?

① Fructose
② Mannose
③ Glucose
④ Sorbose
⑤ Pentose

024 Glucose와 mannose는 epimer인데, 이는 다음 사항 중 어느 것을 의미하는가?

① 서로 대칭이다.
② 하나는 aldose이고, 다른 하나는 ketose이다.
③ 한 개의 탄소원자의 configuration만이 다르다.
④ 하나는 pyranose이고, 다른 하나는 furanose이다.
⑤ Conformation change가 epimer이기 때문에 가능하다

정답
21. ① 22. ④ 23. ③ 24. ④

025 환원당에 관한 Folin-Wu 정량법에 있어서 암청색이 형성되는데, 이는 spectrophotometry로서 측정할 수 있는 것인 바 이 색소는 다음 어느 것에 기인하는가?

① Potassium thiocyanate
② Cupric ion
③ o-Toluidine
④ Phosphomolybdic acid
⑤ Glucuronic acid

026 Pyruric acid가 TCA cycle에 들어가기 이전에 이는 먼저 무엇으로 변환되어야 하는가?

① Acetyl-CoA
② Lactate
③ Fumarate
④ citrate
⑤ Malate

027 "Hexose monophosphate shunt"에 관여하는 효소는?

① Glucose-6-phosphatase
② Phosphorylase
③ Aldolase
④ Glucose-6-phosphate dehydrogenase
⑤ Fructose-6-phosphate

028 Hexose monophosphate shunt의 탈수소효소가 갖는 조효소 특이성은?

① NAD
② NADP
③ FMN
④ FAD
⑤ NADPH

정답 25. ④ 26. ① 27. ④ 28. ②

029 간에서 포도당은 대부분 glycogen으로 변환된다. 이 과정의 필수 물질은?

① Pyruvate kinase
② Cytidine triphosphate
③ Uridine triphosphate
④ Guanosine
⑤ Transketolase

030 조직은 glucose로부터 젖산(lactic acid)을 생성하는 수가 있는데 이를 무엇이라 하는가?

① Acrobic glycolysis
② Oxidation
③ Oxiadtive phosphorylation
④ Anaerobic glycolysis
⑤ Hydroxylation

031 소장을 통한 당류의 흡수율은 어느 것이 가장 큰가?

① Pentoses
② Hexoses
③ Polysaccharides
④ Disaccharides
⑤ Glucose

032 Glycogen → Glucose-1-phosphate 반응에 관여되는 효소는?

① UDPG-transferse
② Branching enzyme
③ Phosphorylase
④ Isomerase
⑤ Aldose

033 자당(sucrose)을 포도당과 과당으로 분해시키는 효소는?

① Emulsin
② Amylase
③ Phosphorylase
④ Invertase
⑤ Aldose

정답 29. ③ 30. ④ 31. ② 32. ③ 33. ④

034 Fructose-6-phosphate를 Fructose-1, 6-diphosphate로 변화시키는데 필요한 것은?

① ADP ② NAD
③ ATP ④ FAD
⑤ NADH

035 Ribose-5-phosphate+Xylulose-5-phosphate ⇄ Sedoheptulose-7-phosphate+Glyceraldehyde-3-phosphate.
이 반응은 다음 효소반응 중 어느 것에 해당되는가?

① Transphosphorylation ② Transketolation
③ Trnsmination ④ Transaldolation
⑤ Transhydroxylation

036 ATP+Glucose $\xrightarrow{\text{hexokinase}}$ ADP+X에서 X는 다음 중 어느 것인가?

① Glucose-6-phosphate ② Glucose-1-phosphate
③ Fructose ④ Fructose-6-phosphate
⑤ Fructose-1,6-diphosphate

037 ATP+Glucose → ADP+Glucose-6-phosphate에서 촉매적으로 작용하는 효소는?

① Aldolase ② Phosphorylase
③ Fructokinase ④ Hexokinase
⑤ Enolase

정답
34. ③ 35. ② 36. ① 37. ④

038 혐기성 해당 작용에 있어서 가장 관련이 있는 것은?

① 1분자의 glucose가 직접 2분자의 lactic acid로 된다.
② 1분자의 glucose는 2분자의 lactic acid를 생성하며 2분자의 ATP가 생성된다.
③ pyruvic acid가 acetyl CoA로 되어 TCA-cycle로 도입된다.
④ Aldolase는 hexose phosphate의 이성화반응을 촉매한다.
⑤ Enolase는 Mg^{2+}하에 2-phosphoglycerate에 작용한다.

039 탄수화물의 혐기성 대사는?

① HMP shunt
② EM pathway
③ Uronic acid pathway
④ TCA cycle
⑤ Glycosylation

040 Krebs cycle의 진행을 저지하지 않는 물질은?

① Fluoroacetic acid
② Arsenite
③ Malonate
④ Zinc
⑤ ATP

041 Acety CoA가 condensing enzymedm 촉매 작용으로 citric acid를 생성할 때 필요한 것은?

① Fumaric acid
② CO_2
③ Succinic acid
④ Oxaloacetic acid
⑤ Fluoroacetic acid

정답 38. ② 39. ② 40.④ 41.④

042 Fructose-6-Ⓟ를 Fructose-1, 6-di-Ⓟ로 만드는 효소는?

① Ketolase
② Enolase
③ Phosphofructokinase
④ Phosphoglucomutase
⑤ Aldolase

043 불활성 phosphorylase가 활성화되는 데 관여하는 것은?

① Cytochrome
② Cyclohexan
③ Cyclic-AMP
④ Cyclic-dextrine
⑤ Cyclooxygenase

044 2-phosphoglyceric acid를 phosphoenol pyruvate로 만드는 효소는?

① Ketolase
② Enolase
③ Fumarase
④ Aconitase
⑤ Aldolase

045 Glycolysis에 관련 없는 enzyme은?

① Glucose
② Hexokinase
③ Phosphofructokinase
④ Phosphorylase
⑤ Enolase

046 Anaerobic glycolysis와 관련 있는 것은?

① 3-phosphoglyceric acid
② Citric acid
③ Fumaric acid
④ α-Ketoglutaric acid
⑤ Oxaloacetic acid

정답 42. ③ 43. ③ 44. ② 45. ① 46. ①

047 High energy phosphate가 아닌 것은?

① Glyceraldehyde-3-phosphate
② 1, 3-diphosphoglyceric acid
③ Enolphosphopyruvic acid
④ Adenosine triphosphate
⑤ Adenosine diphosphate

048 Pyruvic acid가 탈탄산되어 active acetate로 되는 반응에 참여 안 되는 활화성 물질은?

① TPP
② Biotin-enzyme
③ Dehydro-lipoic acid
④ CoA
⑤ Glucose-6-phosphate

049 Glycogen 합성에 이용되는 nucleotide는?

① NAD
② NADP
③ UTP
④ FAD
⑤ ATP

050 탄수화물의 호기적 산화는?

① Glucogenesis
② EM-cycle
③ Urea cycle
④ Tricarboxylic acid cycle
⑤ Glycosylation

정답 47. ① 48. ② 49. ③ 50. ④

051 Glucose-6-phosphate를 특이적으로 가수 분해하는 효소 phosphatase가 존재하지 않는 곳은?

① 간
② 뇌
③ 신장
④ 췌장
⑤ 소장

052 Lactic acid dehydrogenase에 의해 대사되는 과정은?

① Pyruvic acid → Malic acid
② Latic acid → Pyruvic acid
③ Latic acid → Enolphosphopyruvic acid
④ Malic acid → Oxaloacetic acid
⑤ Latic acid → Oxaloacetic acid

053 EM pathway or HMP shunt에 다 같이 관여하는 것은?

① Ribose
② Phosphogluconate
③ Glucose-6-P
④ Xylose
⑤ Aldolase

054 UDP-galactose가 효소 uridine diphosphogalactose-4-epimerase의 촉매 작용에 의해서 생성되는 물질은?

① CTP
② IDP
③ UDPG
④ UTP
⑤ ATP

정답 51. ② 52. ② 53. ③ 54. ③

055 Citrate에서 oxaloacetate가 될 때 C_2 unit의 acceptor는?

① Co-enzyme A ② Acotylase
③ Hexokinase ④ Creatine
⑤ Isocitrate

056 근육 중의 에너지의 축적 상태는?

① UTP ② Fructose-6-phosphate
③ Creatine phosphate ④ Adenosin monophosphate
⑤ Fumarate

057 α- ketoglutaric acid를 거쳐 TCA cycle에 의해 형성되는 것은?

① Coenzyme Q_{10} ② Ferri flavoprotein
③ Valine ④ Succinyl CoA
⑤ Lucine

058 Pyruvic acid가 Acetly Coenzyme-A로 될 때 필요한 것은?

① Lipoic acid ② Folic acid
③ Galic acid ④ Tocopherol
⑤ Coenzyme A

059 HMP shunt와 관계없는 것은?

① Ribose-5-phosphate ② Glyceraldehyde-3-phosphate
③ Mannose-6-phosphate ④ Sedoheptulose-7-phosphate
⑤ Xylulose-5-phosphate

정답 55. ① 56. ③ 57. ④ 58. ① 59. ③

060 핵산생합성에 관여하는 당을 합성해 주는 과정은?

① TCA cycle ② EM pathway
③ Direct oxidative pathway(HMP shunt)
④ Uronic acid pathway ⑤ Glycosylation

※ [문 61~68] 에 있어서는 ①, ②, ③, ④ 에서 맞는 것을 선택하여 (　　) 안에 써 넣어라.

061 해당 작용 중 Fructose-1, 6-diphosphate는 (　　)에 의해 촉매적으로 붕괴된다.

① Fructokinase ② Aldolase
③ Phosphofructokinase ④ Enolase
⑤ Ribose

062 1 mole의 glucose가 혐기적 해당 작용될 때 생성되는 ATP는 (　　)mole이다.

① 1 mole ② 2 mole
③ 8 mole ④ 10 mole
⑤ 6 mole

063 ATP+Glucose $\xrightarrow{\text{hexokinase}}$ ADP+glucose-6-phosphate의 반응에는 (　　)이 필요하다.

① Mn^{++} ② Inorganic phosphate
③ Mg^{++} ④ Insulin
⑤ Fe^{2+}

정답 60. ③ 61. ② 62. ② 63. ③

064 효소 (　　　)의 작용에 의해 NADP+ → NADPH+H+로 된다.

① Glucose-6-phosphate dehydrogense
② Phosphopentose isomerase
③ Transketolase
④ Transaldolase
⑤ Phosphofructokinase

065 선천적 galactose 대사 장애의 하나인 Galactosemia는 (　　　)의 결핍으로 일어난다.

① UDP-galactose-4-epimerase
② Uridyl pyrophosphate transferase
③ Galactose-1-phosphatase
④ UDP-galactose transferase
⑤ Phosphohexose isomerase

066 Glucose-6-phosphate는 (　　　)에서 발견되는 특정효소에 의하여 그 가수 분해가 촉진된다.

① 간장 및 신장　　② 뇌, 비장 및 부신
③ 혈장　　④ 적혈구
⑤ 간, 근육

067 다음 반응 중 포유동물 조직에서 일어나지 않는 반응은 (　　　)이다.

① G-6-P → Glucose　　② G-6-P → G-1-P
③ G-6-P → Fructose-6-phosphate　　④ G-6-P → 6-Phosphoglucuronic acid
⑤ G-6-P → Glyceraldehyde-3-phosphate

정답 64. ①　65. ④　66. ①　67. ④

068 Glucose는 수용액 상태에서 평형혼합물을 형성하는 두 가지 stereoisomer가 있는데, 이 상호변환으로 일어나는 현상을 (　　)이라 한다.

① 변선광(mutarotation)　　② 분극
③ 광학이성체　　④ Amphoterism
⑤ Isomeration

※ [문 69~77] 에는 문제에 대한 정당한 기술이 2개씩 포함되어 있다. ①, ②, ③, ④ 항 중에서 선택하여라.

069 다음 기술 중 맞는 것을 골라라.

① 효모 maltase는 α- glycoside만 분해한다.
② β- Amylases는 β- glycoside 결합을 분해한다.
③ Invertase가 sucrose를 가수 분해할 때 선광도는 (+)에서 (-)로 변화한다.
④ 타액 amylase는 β-1, 4-glycoside 결합을 분해한다.
⑤ Amylase는 glucose말고 glycogen breakdown에는 관여를 하지 않는다.

070 다음 기술 중에서 맞는 것을 골라라.

① 단당류는 glycoside 결합으로 서로 연결될 수 있다.
② 다당류란 glucose가 중합한 고분자화합물이다.
③ 어떤 다당류는 가수 분해하면 hoxose와 hexose 유도체의 혼합물을 생성한다.
④ Homopolysaccharide는 hexose와 hexose 유도체의 중합으로 된 고분자화합물이다.
⑤ 단당류에서 다당류의 생성은 가능하나 다당류로부터 단당류는 불가능하다.

정답
68. ①　　69. ①,③　　70. ①,③

071 다음 기술 중에서 맞는 것을 골라라.

① Ketose나 Aldose를 환원시키면 다가 alcohol을 생성한다.
② 다당류에는 acetyl, sulfuryl 또는 phosphoryl 기가 있어야 한다.
③ 광학적 활성이 있는 탄수화물은 비대칭분자이다.
④ Aldose와 ketose의 동량혼합물이 racemic체이다.
⑤ 광학적 활성이 있는 탄수화물은 대칭분자이다.

072 2-phosphoglyceric acid가 탈수되어 phosphoenol-pyruvic acid로 되는 반응은?

① Phosphoglyceromutase에 의해 촉매된다.
② Enloase의 작용에 의한다.
③ 화합물의 에너지 준위의 상승을 나타낸다.
④ 발열반응이다.
⑤ 명반응이다.

073 불활성인 간 phosphorylase가 활성화되도록 작용하는 것은?

① Insulin ② Epinephrine
③ ACTH ④ Glucagon ⑤ Glycogen

074 HMP shunt가 중요한 것은?

① Citric acid cycle과 관련이 밀접하기 때문이다.
② NADPH를 생성하기 때문이다.
③ Ribose 및 4-carbon과 7-carbon 당을 생성하기 때문이다.
④ 해당반응과 citric acid cycle을 통한 glucose의 산화보다 ATP 생성률이 크기 때문이다.
⑤ Glucose, gluconate, glucuronate등으로부터 에너지 생성할 때 다양한 효소를 사용하기 때문이다.

정답 71. ①,③ 72. ②,③ 73. ②,④ 74. ②,③

075 간의 glycogen 저장은 hormone의 control을 받는다. 여기에 관련 있는 hormone은?

① 17-Ketosteroids ② Epinephrine
③ Progesterone ④ 11-Oxycorticoids
⑤ Estrogen

076 Glycogen에 들어 있는 glycoside 결합은?

① α-1, 4 결합이 들어 있다 ② α-1, 6 결합이 들어 있다.
③ β-1, 4 결합이 들어 있다. ④ α-1, 1 결합이 들어 있다.
⑤ β-1, 6 결합이 들어 있다.

077 효모에 있어서는 혐기성해당 과정으로 Ethanol을 생성하는데, 동물 조직에서는 이 반응이 일어나지 않는다. 그 이유는?

① pyruvate decrboylase가 없기 때문이다.
② lactate decarboxylase가 없기 때문이다.
③ pyruvate decarboxylse가 있기 때문이다.
④ 대신 lactate를 생성한다.
⑤ 대신 glucose를 생성한다.

078 [A]~[E]항과 아래의 ①~⑤ 항에서 서로 맞는 것끼리 짝지으면?

[A] : Feulgen reaction [B] : Orcinol
[C] : Seliwanoff reaction [D] : Naphthoresorcinol
[E] : Molish reaction

① Deoxypentose의 정색반응 ② 뇨산의 정색반응
③ 오탄당과 뇨산의 test ④ Aldose와 ketose의 test
⑤ Ketohexose의 정색반응

정답 75. ②,④ 76. ①,② 77. ①,④ 78. ①-A, ②-D, ③-B, ④-E ⑤-C

079 [A]~[E]항과 아래의 ①~⑤ 항에서 서로 맞는 것끼리 짝지으면?

[A] : 4-O-β-D-Galactopyranosyl-D-glucopyranose
[B] : 4-O-α-D-Galactopyranosyl-D-glucopyranose
[C] : α-D-Galactopyranosyl-β-D-fructofuranoside
[D] : 6-Deoxy-L-mannose
[E] : 6-Deoxy-L-galactose

① Maltose
② L-Fucose
③ L-Rhamnose
④ Lactose
⑤ Sucrose

080 [A]~[E]항과 아래의 ①~⑤ 항에서 서로 맞는 것끼리 짝지으면?

[A] : Furfural
[B] : δ-Gluconolactone
[C] : Sorbitol
[D] : Fructose and mannose
[E] : Sodium gluconate

① 금속 촉매의 존재와 가압하에서 H_2 gas로 glucose를 환원시킬 때의 산물
② 강광산에 의한 pentose의 탈수산물
③ 알칼리요오드화물로서 glucose를 반응시킬 때 생성물
④ Glucose가 dehydrogenase로 산화될 때의 생성물
⑤ 저온에서 희 alkali 용액으로 glucose를 반응시킬 때의 생성물

※ [문 81~87] 에 있어서는 다음 요령에 의하여 아래의 ①, ②, ③에서 맞는 것을 선택하여라.

(A)는 [A]가 [B]보다 크다(또는 많다).
(B)는 [B]가 [A]보다 크다(또는 많다).
(C)는 [A], [B]가 같거나, 거의 비슷하다.

정답
79. ①-B, ②-E, ③-D, ④-A ⑤-C
80. ①-C, ②-A, ③-E, ④-B ⑤-D

081 ①, ②, ③에서 맞는 것을 선택하여라.

> [A] : Lactose 1 mole의 가수 분해로 생기는 glucose의 당
> [B] : Maltose 1 mole의 가수 분해로 생기는 glucose의 당

① (A) ② (B) ③ (C)

082 ①, ②, ③에서 맞는 것을 선택하여라.

> [A] : Glycogen에 있는 1, 6-glycoside 결합의 수
> [B] : Starch에 있는 1, 6-glycoside 결합의 수

① (A) ② (B) ③ (C)

083 ①, ②, ③에서 맞는 것을 선택하여라.

> [A] : Glycogen에 있는 α-1, 4 결합의 수
> [B] : Glycogen에 있는 α-1, 6 결합의 수

① (A) ② (B) ③ (C)

084 ①, ②, ③에서 맞는 것을 선택하여라.

> [A] : Starch에서의 분지결합의 존재빈도
> [B] : Glycogen에서의 분지결합의 존재빈도

① (A) ② (B) ③ (C)

정답 81. ② 82. ① 83. ① 84. ②

085 ①, ②, ③에서 맞는 것을 선택하여라.

[A] : α-1, 4-glucan maltohydrolase에 의한 glycogen의 가수분해 정도
[B] : α-1, 4-glucan maltohydrolase에 의한 maltose의 가수분해 정도

① (A) ② (B) ③ (C)

086 ①, ②, ③에서 맞는 것을 선택하여라.

[A] : 근육 Phosphorylase a의 분자당
[B] : 근육 Phosphorylase b의 분자당

① (A) ② (B) ③ (C)

087 ①, ②, ③에서 맞는 것을 선택하여라.

[A] : d-Glucose가 수용액 중에서 변선광 되는 속도
[B] : d-Glucose가 acetate buffer 주에서 변선광 되는 속도

① (A) ② (B) ③ (C)

※ [문 88~93] 에서 있어서는 아래의 ①, ②, ③에서 맞는 것을 선택하여라.

(A) : 만일 첫째 항이 증가하면 둘째 항도 증가하고, 첫째 항이 감소하면 둘째 항도 감소하는 것
(B) : 만일 첫째 항이 증가하면 둘째 항은 감소하고, 첫째 항이 감소하면 둘째 항이 증가하는 것
(C) : 서로 상관이 없다.

정답 85. ① 86. ① 87. ②

088 ①, ②, ③에서 맞는 것을 선택하여라.

[A] : Epinephrine의 혈중 농도
[B] : 간에 있는 Glycogen 농도

① (A) ② (B) ③ (C)

089 ①, ②, ③에서 맞는 것을 선택하여라.

[A] : 11-oxycorticoid의 혈중 농도
[B] : 간에 있는 Glycogen 농도

① (A) ② (B) ③ (C)

090 ①, ②, ③에서 맞는 것을 선택하여라.

[A] : 혈액 중 Thyroxin 농도 [B] : 간 Glycogen 농도

① (A) ② (B) ③ (C)

091 ①, ②, ③에서 맞는 것을 선택하여라.

[A] : 혈중 Insulin 농도 [B] : 간 Glycogen 농도

① (A) ② (B) ③ (C)

092 ①, ②, ③에서 맞는 것을 선택하여라.

[A] : 혈중 Glucagon 농도 [B] : 간 Glycogen 농도

① (A) ② (B) ③ (C)

정답 88. ② 89. ① 90. ② 91. ① 92. ②

093 ①, ②, ③에서 맞는 것을 선택하여라.

[A] : 혈중 epininephrine 농도 [B] : 혈중 lactate 농도

① (A) ② (B) ③ (C)

094 요오드 반응으로 청색반응을 나타내는 것은?

① Amylose
② Maltose
③ α-1, 6-glucoside 결합
④ Glucose의 유리환원기

095 Glucose-1-phosphate가 glucose-6-phosphate로 전환하는데 필요한 것은?

① ATP
② NAD^+
③ Phospoglucomutase
④ Glucose, 6-diphosphate
⑤ Fructose-1, 6-diposphate

096 혐기적 해당 반응에서 pyruvate가 축적되지 않는 이유는?

① Lactate dehydrogenase가 활성이 크기 때문이다.
② Pyruvate dehydrogenase에 의해서 acetyl-CoA로 전환되기 때문이다.
③ NAD^+에 대한 NADH의 비율이 낮기 때문이다.
④ Phospho glyceraldehyde dehydrogenase에 의해 생성된 NADH를 산화시키기 때문이다.
⑤ Lactate dehydrogenase는 pyruvate에 비해 K_m이 매우 크기 때문이다.

정답
93. ① 94. ① 95. ③ 96. ④

097 Kimase의 활성에는 다음 중 어느 것을 요구하는가?

① Mn^{2+} ② Mg^{2+} ③ 무기인산
④ EDTA ⑤ Epinephrine

098 많은 혈장 당단백질에 직접적으로 부착되는 탄수화물은 다음 중 어느 것에 의해 주어지는가?

① Cytidine diphosphoryl sialic acid
② Uridine diphosphoryl mannose
③ Dolichol diphosphoryl digosaccharide
④ Adenosine diphosphoryl N-acetyl glucosamine
⑤ Guanosine diphosphoryl xylose

099 많은 혈장 당단백질의 최말단 탄수화물 잔기는 다음 중 어느 것에 의해 주어지는가?

① Cytidine diphosophoryl sialic acid
② Uridine diphosphoryl mannose
③ Dolichol diphosphoryl digosaccharide
④ Adenosine diphosphoryl N-acetyl glucosamine
⑤ Guanosine diphosphoryl xylose

100 다음 중 근육에 존재하지 않는 효소는?

① Glycogen synthetase
② Amylo-(1, 4 → 1, 6)-transglycosylase
③ Amylo-(1,6)-glucosidase
④ Phosphorylase kinase
⑤ Glucose-6-phosphate

정답
97. ② 98. ③ 99. ① 100. ⑤

101 다음 중 debranching enzyme은?

① Amylo-(1, 4 → 1, 6)-transglycosylase
② Amylo-(1,6)-glucosidase
③ Glycogen synthetase
④ Phosphorylase kinase
⑤ Glucose-6-phosphate

102 간 pyruvate kinase를 저해시키는 것은?

① AMP
② ADP
③ ATP
④ Glucose-6-phosphate
⑤ NAD^+

103 Fructose diphosphate phosphatase를 저해시키는 것은?

① NAD^+
② Glucose-6-phosphate
③ ADP
④ ATP
⑤ AMP

104 Pyruvate dehydrogenase를 저해시키는 것은?

① NAD^+
② AMP
③ ADP
④ ATP
⑤ Glucose-6-phosphate

105 Phosphofructokinase를 저해시키는 것은?

① AMP
② ADP
③ ATP
④ NAD^+
⑤ Glucose-6-phosphate

정답
101. ② 102. ③ 103. ⑤ 104. ④ 105. ③

106 Hexokinase를 저해시키는 것은?

① NAD^+　　② ADP
③ AMP　　④ ATP
⑤ Glucose-6-phosphate

107 구연산 회로의 과정이 아닌 것은?

① cis-aconitate에서 isocitrate로의 가수
② isocitrate에서 α-ketoglutarate로의 산화적 탈탄산
③ α-ketoglutarate에서 succinyl CoA로의 산화적 탈탄산
④ fumarate에서 malate로의 가수
⑤ citrate에서 oxalosuccinate로의 탈탄산

108 Glycogen synthetase의 조절물질은?

① citric acid
② 긴 사슬의 fatty acyl-co A ester
③ 2,3-diphosphoglyceric acid
④ GTP
⑤ glucose-6-phosphate

109 간장의 세포질에서 해당 반응에 의해서 생성되는 NADH, H^+는 어떻게 Mitochondria 내로 들어갈 수 있는가?

① TCA cycle　　② carnitine과 결합하여
③ simple diffusion　　④ aspartate-malate shuttle
⑤ Passive diffusion

정답 106. ⑤　107. ⑤　108. ⑤　109. ④

110 다음의 탄수화물 중 환원성이 없는 것은?

① glucose ② maltose
③ saccharose ④ fructose
⑤ Pentose

111 해당 작용과 HMP shunt에 공통적으로 관여하는 물질은?

① ribose ② phosphogluconate
③ xylose ④ glucose-6-P
⑤ Aldose

112 Maltose는?

① polysaccharide ② fructane
③ aldohexose ④ ketohexosse
⑤ disacharide

113 광학적 이성체(D, L Form)의 표준화합물은?

① glucose ② ructose
③ ribose ④ glyceraldehyde
⑤ glycerol

114 Polysaccharide 중 Glucose의 Polymer가 아닌 것은?

① amylose ② starch
③ inulin ④ glycogen
⑤ cellulose

정답
110. ③ 111. ④ 112. ⑤ 113. ④ 114. ③

115 Glucose에서 Anomer carbone은 몇 번째 탄소인가?

① C^1 ② C^2 ③ C^3
④ C^5 ⑤ C^6

116 Glucose에서 Asymetric carbon atom(비대층 탄소)에 의한 광학적 이성체의 수는?

① 10 ② 16 ③ 32
④ 35 ⑤ 40

117 DNA, RNA를 구성하는 당은?

① triose ② tetrose
③ pentose ④ hexose
⑤ heptrose

118 Deoxysugar 중 세포벽을 구성하는 당은?

① deoxyribose ② L-fucose
③ L-fructose ④ D-fructose
⑤ ribose

119 Fructose는 dil-Alkali solution에서 (   )와 (   )를 포함한 혼합액이 생성한다.

① galactose, fructose ② galactose, mannose
③ glucose, mannose ④ maltose, fructose
⑤ rhamnose, fucose

정답
115. ① 116. ③ 117. ③ 118. ② 119. ③

120 단당류는 Strong acid에 의해서 산을 형성한다. Glucose에서 형성한 것은?

① mannoic acid
② gluconic acid
③ saccharic acid
④ glucuronic acid
⑤ mucic aicd

121 Maltose의 가수분해물은?

① glucose, glucose
② glucose, mannose
③ glucose, fructose
④ glucose, galactose
⑤ glucosamine, fructose

122 Disaccharide 중 Non-reducing sugar는?

① maltose
② isomaltose
③ lactose
④ sucrose
⑤ cellobiose

123 함수탄소에서 I_2 용액의 정색반응(청남색)은 어느 것에 의한 것인가?

① glucose
② helical coil structure의 amylose
③ maltose
④ amylopectine
⑤ Fructose

124 Carbohydarte의 환원성은 어느 Radical에 의한 것인가?

① free carboxyl radical
② free OH radical
③ hemiacetalic radical
④ Cu^{++}
⑤ Na

정답
120. ③　121. ①　122. ④　123. ②　124. ③

125 Glucose를 환원시키면(Na-Hg) 다음 중 무엇이 생성되는가?

① dulcitol ② sorbitol
③ mannitol ④ sorbosol
⑤ gluconic acid

126 Hemi-cellulose는 어느 당의 Polymer인가?

① fructose ② mannose
③ glucose ④ galactose
⑤ xylose

127 Fructan은?

① starch ② inulin
③ livan ④ cellulose
⑤ gum

128 Non-toxic and biodegradable polymer로 이용할 수 있고, β(1-4)-linked-D-glucosamine homopolymer는?

① chitin ② chitosan
③ heparin ④ hyaluronic acid
⑤ chondroitin

129 혈액응고 예방 또는 억제를 하는 Muco-polysaccharide는?

① chondroitin-4-sulfate ② dermatan sulfate
③ hyaluronic acid ④ heparin
⑤ keratan sulfate

정답 125. ② 126. ⑤ 127. ② 128. ① 129. ④

130 혈액 중에 많이 들어 있는 당은?

① D-fructose
② L-galactose
③ D-glucose
④ D-sorbitol
⑤ L-glucose

131 Hyaluronic acid에 존재하며, 또한 Glucuronic acid와 같이 heparin에도 존재하는 것은?

① glucuronic acid
② gluconic acid
③ galacosamine
④ glucosmine
⑤ mannosmine

132 D-glucose의 두 개의 입체이성체(Anomer)는 수용액 중에서 상호 변환하여 평형 혼합물을 만든다. 이 현상을 무엇이라고 하는가?

① racemilixation
② isomerization
③ epimerization
④ mutarotation
⑤ polymerization

133 Hexokinase를 저해시키는 것은?

① NAD^+
② ADP
③ AMP
④ ATP
⑤ glucose

134 아미노산의 대사 중 transamination에 의하여 생기는 물질은?

① α-keto acid
② α-imino acid
③ urea
④ uric acid
⑤ α-OH acid

정답
130. ③ 131. ④ 132. ④ 133. ⑤ 134. ①

135 Alanine이 Carbohydrate로 변한다. 이 과정은?

① glycolysis
② glycogenolysis
③ gluconeogenesis
④ EMP
⑤ HMP

136 Hypertensinogen을 활성화시키는 인자는?

① pepsin
② rennin
③ renin
④ urease
⑤ cathepsin

137 5-Phosphoribosyl-1-pyrophosphate가 생합성 중간체로 작용하는 것은?

① NAD
② FAD
③ purine nucleotide
④ Pyrimidine nucleotide
⑤ 이상 모두

138 혈당저하 시 간장에서 활발하게 일어나는 반응계는?

① glycogen 분해
② TCA cycle
③ HMP shunt
④ 당신생
⑤ 해당계

139 Citrate에서 Oxaloacetate가 될 때 C^2 Unit의 Acceptor는?

① hexokinase
② actylase
③ Co-enzyme A
④ creatine
⑤ Mg

정답 135. ③ 136. ③ 137. ⑤ 138. ①,④ 139. ③

140 α-ketoglutaric acid가 Oxidative decarboxylation에 의해서 생성되는 것은?

① vaniline
② succinyl-CoA
③ succinate
④ Co-enzyme A
⑤ 이상 모두

141 동물이 간장 중에 저장된 함수탄소를 합성하는데 이용되는 nucleotide는?

① ATP
② CTP
③ GTP
④ UTP
⑤ NADP

142 Glycogen 생합성에 관계하며 G-1-P에 작용하는 화합물은?

① ATP
② UTP
③ cAMP
④ SAM
⑤ NADPH

143 Glycogenolysis를 촉진하며 주로 간에 작용하는 호르몬은?

① epineprine
② insulin
③ glucagon
④ 정답이 두 개 있다.
⑤ 정답이 없다.

144 von Gierke's disease는 다음 어느 효소의 결함 때문인가?

① branching enzyme
② debranching enzyme
③ glycogen phosphorylase
④ glucose 6-phosphatase
⑤ Coenzymes A

정답 140. ② 141. ④ 142. ② 143. ④ 144. ④

145 Fehling's solution과 작용하여 Cu_2O의 붉은 침전을 형성하지 못하는 것은?

① glucose ② sucrose
③ ribose ④ 해당 항이 2개 있다.
⑤ 해당 항이 3개 있다.

146 Glucose의 C^1과 단백질의 Asn 잔기간의 공유결합은?

① N-glycosidic linkage ② amide linkage
③ O-glycosidic linkage ④ ester linkage
⑤ Hydrogen linkage

147 Hyaluronic acid, Chondroitin sulfate, Dermatan sulfate에 공통적으로 해당하는 항이 아닌 것은?

① polysaccharide form of storage energy
② acidic functional groups
③ glycosaminoglycan
④ present in vertebrate
⑤ Forms Co-enzymes A

148 Fructose의 Anomeric carbon은?

① C^1 ② C^2
③ C^5 ④ C^6
⑤ C^8

정답 145. ② 146. ① 147. ① 148. ②

149 산소의 존재하에서만 운용되는 대사회로는?

[A] citric acid cycle　　[B] glycolysis

① A만 해당된다.
② B만 해당된다.
③ A와 B가 모두 해당된다.
④ A와 B가 모두 해당 안 된다.
⑤ 정답이 없다.

150 H_2S, CO, Cyanide의 저해지점은?

① glycolysis
② citric acid cycle
③ electron transport chain
④ 모두 해당된다.
⑤ HMP shunt

151 당신생(신당작용)의 재료가 되는 것은?

① lactic acid
② glycerol
③ acetyl CoA
④ alanine
⑤ palmitic acid

152 각 조직의 당대사에 대한 맞는 기술은?

① 간장이나 신장의 TCA cycle의 원료는 주로 glucose이다.
② 근육은 운동시에 지방산의 소비량을 증가시켜 ketone체를 증가시킨다.
③ 인체 내의 어떤 세포는 에너지 공급을 해당계에만 의존한다.
④ 뇌는 에너지원으로 주로 glucose를 사용한다.
⑤ 근육에서 생긴 lactic acid는 alanine-glucose 회로에 의해 간장에 운반된 후 glucose로 재생되어 근육에 재공급 된다.

정답
149. ①　150. ③　151. ①,②,④　152. ③,④

153 Galactosemia에 대한 설명으로 가장 부적절한 것은?

① Galactose의 생합성에 관여하는 효소의 결손에 의한 것이다.
② 혈중 galactose의 농도가 병적으로 높다.
③ galactose 1-phosphate uridyltransferase의 유전결손에 의한 질병이다.
④ galatokinase의 유전결손에 의한 질병이다.
⑤ galactose의 glucose로의 전환반응과 관계된다.

154 Sucrose를 구성하는 단당류를 나열한 것으로 맞는 것은?

① glu+glu ② glu+man ③ gal+glu
④ glu+fruc ⑤ fruc+fruc

155 Starch와 glycogen을 구성하는 당은?

① gal ② glu ③ man
④ lac ⑤ fruc

156 해당과정에서 Pasteur effect를 설명한 것으로 가장 적절한 것은?

① 당의 소비는 aerobic 상태보다는 anaerobic 상태에서 높다.
② 당의 소비는 anaerobic 상태에서보다는 aerobic 상태에서 높다.
③ prokaryotes는 eukaryotes에 비해 당의 소비가 크다.
④ eukaryotes는 prokaryotes에 비해 당의 소비가 크다.
⑤ 당의 소비량은 산소의 존재상태와는 무관하다.

정답 153. ① 154. ④ 155. ② 156. ①

157 해당과정에서 당 분해 산물인 pyruvic acid는 TCA cycle로 유입될 때의 어떤 물질로 전환되어 들어가는가?

① oxaloacetate ② propionyl CoA
③ acetyl CoA ④ lactose
⑤ succinyl CoA

158 혐기성 해당작용(Anaerobic glycolysis)에 대해 설명한 것 중 적절하지 않은 것은?

① Glucose는 hexokinase에 의해 Glucose 6-phosphate로 전환된다.
② substrate-level phosphorylation만 일어나며 respiration-linked phosphorylation은 일어나지 않는다.
③ glucose 1 mole당 최종적으로 2 mole의 ATP가 생성된다.
④ 생성된 NADH는 에너지 생산에 사용되지 못한다.
⑤ 최종 생성물은 lactic acid이며 이는 근육운동시 피로를 유발하는 물질이며 시간이 지나면 대부분 뇨로 배설된다.

159 Fructos-6-phosphate를 Fructose-1,6-diphosphate로 변환시키는 데 필요한 것으로 짝지어진 것은?

① ADP — Phosphofructokinase-1 ② ATP — Phosphofructokinase-1
③ NADH — ATP ④ Mg — phosphohexose isomerase
⑤ hexokinase — GTP

160 Glycogen의 구성당 및 결합방식을 맞게 조합한 것은?

① glu, gal, α-1,4 ② glu, α-1,4, α-1,6
③ glu, man, gal, α-1,4, α-1,6 ④ glu, fruc, β-1,4
⑤ gal, glu, fruc, β-1,4, β-1,6

정답 157. ③ 158. ⑤ 159. ② 160. ②

161 근육에서 glycogenolysis에 관여하는 효소활성의 조절에 대한 것이다. 가장 부적절한 것은?

① epinephrine은 근육에서 glycogen의 분해를 촉진시킨다.
② cAMP 농도가 올라가면 근육에서의 glycogen 분해반응은 촉진된다.
③ phosphorylase는 glycogen을 분해하는데 관여하는 효소이다.
④ insulin은 phosphorylase의 활성을 저하시킨다.
⑤ 지방과는 달리 근육은 glycogen 형성보다 분해 반응이 우선시 된다.

162 Glucose 1 mole이 glycolysis와 TCA cycle 경로를 경유하여 완전산화할 경우 생성되는 ATP의 총 mole수와 가장 가까운 것은?

① 24-26 ATP
② 26-28 ATP
③ 28-30ATP
④ 30-32 ATP
⑤ 32-34ATP

163 Glycoliys에서 Fructose-1,6-diphosphate의 분해반응과 가장 관계없는 것은?

① glyceraldehyde 3-phosphate,
② dihydroxyacetone phosphate
③ aldolase
④ ATP
⑤ 모두 관계 있다.

164 Glycolysis에서 phosphoenol pyruvate 생성반응과 가장 관계없는 것은?

① 2-phosphoglycerate로부터 생성되며 가역반응이다.
② enolase의 작용에 의해 일어난다.
③ 가수반응이다.
④ substrate-level phosphorylation 반응이다.
⑤ 모두 관계 있다.

정답 161. ④ 162. ④ 163. ④ 164. ③

165 Glyceraldehyde-3-phosphate와 dihydroxyacetone-phosphate를 상호 전환시키는 효소는?

① triose phosphate isomerase
② aldolase
③ glyceraldehyde 3-phosphate dehydrogenase
④ dihydroxyacetone phosphatase
⑤ triose kinase

166 Maltose 분자 내에서의 glucose 상호간의결합방식은?

① α-1,6-glycoside ② α-1,4-glycoside
③ β-1,6-glycoside ④ β-1,4-glycoside
⑤ α-1,6-glycoside+β-1,4-glycoside

167 Celluose 분자 내에서의 glucose 상호간의 결합방식은?

① α-1,6-glycoside ② α-1,4-glycoside
③ β-1,6-glycoside ④ β-1,4-glycoside
⑤ α-1,6-glycoside+β1,4-glycoside

168 Succinic dehydrogenase의 coenzyme은?

① ATP ② Biotin
③ TPP ④ NAD
⑤ FAD

정답 165. ① 166. ② 167. ④ 168. ⑤

169 Anomeric carbon에 대한 설명으로 가장 적절한 것은?

① asymmetric carbon을 말한다.
② chiral carbon으로서 탄소에 서로 다른 4개의 화학원소가 연결되어 있을 때 해당한다.
③ hemiacetal 또는 hemiketal carbon을 말하며 α, β-anomer로 표시한다.
④ anomeric carbon이 n개 있을 경우 stereoisomer의 수는 $2n$개 이다.
⑤ glucose에만 존재한다.

170 Uronic acid pathway의 설명 중 가장 부적절한 것은?

① glucuronate가 gulonate로 환원되는 데는 NADH가 작용한다.
② gulonate는 탈수반응되어 L-gulonolactone으로 전환된다.
③ L-gulonate는 xylitol합성에도 이용된다.
④ 사람은 L-gulonolactone oxidase가 없어 ascorbate를 합성하지 못한다.
⑤ 최종 산물은 L-ascorbic acid 이다.

171 근육에서 anaerobic glycolysis의 최종산물은?

① pyruvate
② acetyl CoA
③ CO_2
④ lactic acid
⑤ Glyceraldehyde

172 von Gierke's disease는 다음 중 어느 효소의 결손에 의한 질환인가?

① glucose 6-phosphatase
② uridyltransferase
③ pyruvate decarboxylase
④ debranching enzyme
⑤ galactokinase

정답 169. ③ 170. ① 171. ④ 172. ①

173 포유동물의 유선에서 glucose로부터 Lactose의 합성에 관한 것이다. 맞지 않는 설명은?

① 우선 glucose는 hexokinase에 의해 glucose 6-phosphate로 전환되며 phosphoglucomutase에 의해 glucose 1-phosphate로 전환된다.
② Glucose 1-phosphate로 전환되며 다시 UDPGlc로 전환된다.
③ UDPGlc를 UDPGal로 전환시키는 효소는 galactose synthase이다.
④ UDPGal은 lactose synthase에 의해 glucose와 결합하여 lactose로 생성된다.

174 Cori cycle에 대한 설명으로 가장 적절한 것은?

① 근육에서 생성된 lactic acid는 간으로 들어가서 glucose로 전환된다.
② 근육에서 생성된 galactose는 간으로 들어가서 glucose로 전환된다.
③ 간에서 생성된 pyruvate는 근육에서 amino acid 합성에 이용된다.
④ 근육에서 생성된 amino acid는 간에서 pyruvate로 전환된다.
⑤ 근육과 간에서는 lactic acid가 amino acid로 전환된다.

175 Toxic chemical의 Phase II 대사와 가장 관계있는 당 대사 생성물은?

① acetyl CoA
② UDP-glucuronic acid
③ oxaloacetate
④ lactic acid
⑤ galactosamine

176 Glucose-alanine cycle에 대한 설명으로 가장 부적절한 것은?

① 근육에서 생성된 alanine은 간으로 들어가 당 신생에 참여한다.
② 생성된 당은 다시 근육의 에너지원으로 사용된다.
③ alanine으로부터의 당신생은 pyruvate를 경유한다.
④ 전체적으로 근육의 에너지가 간으로 이동하는 형태이다.
⑤ 근육의 amino nitrogen이 간으로 이동하게 되는 셈이며 이는 urea cycle과 관련된다.

정답
173. ③ 174. ① 175. ② 176. ④

177 Pentose uria에서 고농도로 배설되는 당은?

① gulonate
② arabinose
③ xylulose
④ ribose 1-phosphate
⑤ ribose

178 Extramitochondrial NADH가 Inner mitochondria에서 oxidation되기 위해 이동하는 메카니즘에 대한 설명으로 가장 부적절한 것은?

① NADH는 glycerol 3-phosphate 형태로 미토콘드리아 외막을 통과한다.
② glycerol 3-phosphate는 미토콘드리아 내막에 존재하는 NAD를 NADH로 환원시킨다.
③ glycerophosphate shuttle의 경우 환원력은 감소되지 않는다.
④ malate shuttle에서 NADH는 malate와 oxaloacetate를 매개로 하여 환원력을 전달한다.
⑤ malate shuttle에서 NADH의 환원력은 감소하지 않는다.

179 다음 중 육탄당을 핵산 생합성에 이용되는 오탄당으로 바꾸는 것은?

① glycolysis
② hexose monophosphate shunt
③ gluconeogenesis
④ urea cycle
⑤ Citric acid cycle

180 다음 중 epimer의 관계에 있는 것은?

① glucose와 mannose
② glucose와 fructose
③ glucose와 sucrose
④ glucose와 glucitol
⑤ Glucose와 lactose

정답 177. ③ 178. ③ 179. ② 180. ①

181 환원당이 아닌 것은?

① glucose
② galactose
③ maltose
④ sucrose
⑤ lactose

182 잘못 짝지어진 것은?

① maltose — maltase
② fructose — fructase
③ lactose — lactase
④ sucrose — sucrase
⑤ chitin-chitinase

183 인체에서 glycogen 생합성시 UDP-glucose를 기질로 사용하는 효소는?

① glycogen synthase
② phosphoglucomutase
③ phosphorylase
④ protein kinase
⑤ protein phophatase

184 당신생반응(gluconeogenesis)의 전구체가 아닌 것은?

가. phosphate	나. glycerol
다. acetyl CoA	라. propionyl CoA

① 가, 나, 다
② 가, 다
③ 나, 라
④ 라
⑤ 가, 나, 다, 라

정답 181. ④ 182. ② 183. ① 184. ②

185 다음 중 D-glucose의 epimer가 아닌 것은?

① D-mannose ② D-galactose
③ D-fructose ④ D-allose
⑤ All of the above

186 다음의 다당류 중에서 반복되는 glucose의 $\beta(1 \rightarrow 4)$결합으로 연결되어 있는 것은?

① Cellulose ② Hyaluronic acid
③ Chitin ④ Amylose
⑤ Amylopectin

187 당단백질(glycoprotein)의 탄수화물 사슬(carbohydrate chain)은 단백질의 어떤 아미노산과 결합되어 있는가?

① Histidine ② Tyrosine
③ Threonine and histidine ④ Asparagine and arginine
⑤ Serine and asparagine

188 β-D-glucose의 anomer에 해당하는 것은?

① α-D glucose ② L-glucose
③ β-D-galactose ④ β-D-fructose
⑤ L-galactose

정답 185. ③ 186. ① 187. ⑤ 188. ①

189 glycolysis의 rate limiting step에 관여하는 효소는?

① glucokinase
② hexokinase
③ pyruvate kinase
④ phosphofructokinase
⑤ phosphoglycerate kinase

190 D-글루코오스와 D-만노오스 사이의 관계는 다음 중 어느 것에 해당할까?

① 거울상 이성질체(enantiomer)
② 기하 이성질체(geometrical isomer)
③ 아노머(anomer)
④ 변선광(mutarotation)
⑤ 에피머(epimer)

191 해당작용의 조절에 관하여 맞는 것은?

① 주로 hexokinase 활성의 조절에 의하여 이루어진다.
② 주로 phosphofructokinase에 의하여 이루어지며 ATP에 의해 활성화된다.
③ phosphofructokinase와 fructose-2, 6-bisphosphate에 의해 활성화되어 해당작용이 촉진된다.
④ phosphofructokinaserk citrate에 의하여 활성화되어 해당작용이 촉진된다.
⑤ glucagon이 유리되면 해당 작용이 촉진다.

192 Aminotranserase 촉매에 의한 Oxaloactate와 Glutamate와의 반응에서 생성된 화합물은?

① aspartate와 oxaloacetate
② aspartate와 α-ketoglutarate
③ alanine과 oxaloacetate
④ alanine과 α-ketoglutarate
⑤ aspartate와 succinate

정답
189. ④ 190.⑤ 191. ③ 192. ②

193 β-D-glucose와 D-galactose는 서로 구조적으로 유사한 6탄당으로 epimer이다. 이에 대한 설명으로 옳은 것은 다음 중 어느 것인가?

① 서로 거울상 이성질체이다.
② 3번 탄소 위치에서만 다른 배치를 갖는다.
③ 하나는 aldose이고 다른 하나는 ketose인 관계이다.
④ 광학이성질체 관계이다.
⑤ 두 화합물 모두 D체이므로, 편광면에서 시계방향의 회전을 갖는다.

194 다음 중 Glycogen phosphorylase에 대한 설명으로 옳은 것은?

① 고농도의 AMP에 의해 활성이 저해된다.
② Phosphorylase kinase에 의해 phosphorylation되면서 활성이 저해된다.
③ 활동하지 않는 근육에서 대부분 비활성 상태로 존재한다.
④ 한 부분은 catalytic site이고, 다른 부분은 allosteric site인 두 부분의 subunit으로 구성된 dimer형태이다.
⑤ Glycogen을 ATP 의존적으로 glucose로 분해한다.

195 다당류에 관한 설명이다. 옳은 것으로만 짝지어진 것은?

[A] : starch, glycogen, cellulose 모두 D-glucose의 polymer들이다.
[B] : glycogen에는 starch 보다 amylopectin이 더 많이 존재한다.
[C] : cellulose는 glucose가 $\alpha(1\rightarrow4)$ glycosidic linkage와 $\beta(1\rightarrow4)$ glycosidic linkage로 번갈아 연결된다.
[D] : 저장형 다당류는 starch이고 구조형 다당류는 glycogen과 cellulose이다.
[E] : cellulose 분해효소는 사람을 포함한 동물의 장에 존재한다.

① A ② A, B
③ C ④ B, D
⑤ C, E

정답 193. ④ 194. ④ 195. ②

196 당뇨병 환자의 눈에 백내장을 일으키는데 원인이 되는 당은?

① 만니톨
② 소르비톨
③ 크실리톨
④ 리비톨
⑤ 미오-이노시톨

※ [문 197~198] 에 있어서는 각 문항에 대하여 가장 옳은 성분을 보기 ①~⑩ 중에서 하나씩 고르시오.

① : starch	② : maltose
③ : galactose	④ : ribose
⑤ : sucrose	⑥ : chitin
⑦ : cellulose	⑧ : pectin
⑨ : glycogen	⑩ : lactose

197 식물의 세포벽을 구성하는 주요한 다당류로 10,000개에서 15,000개 정도의 D-glucose로 구성되며, glucose의 연결은 amylose와 달리 β configuration을 나타낸다. 대부분의 동물은 분해 효소의 결핍으로 이 성분을 분해하여 에너지원으로 사용하지 못한다.

198 Glucose와 fructose로 이루어진 이당류(disaccharide)로 식물에서 형성된다. 가장 많이 존재하는 이당류로 일반적으로 설탕으로 불리고 구조상의 anomeric carbon이 glycosidic bond의 형성에 관여하고 있으므로 비환원당으로 분류된다.

정답 196. ② 197. ⑦ 198. ⑤

199 물에서 alpha-D-glucopyranose와 beta-D-glucopyranose는 열린 사슬형을 통해서 서로 변환하여 평형 혼합물을 만든다. 이 상호변환을 무엇이라 하는가?

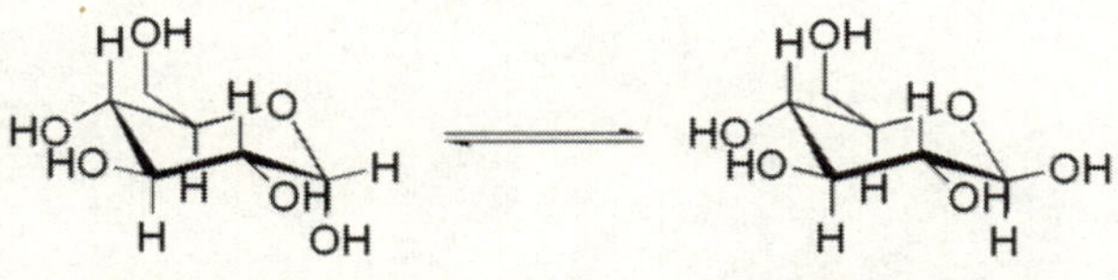

① mutarotation
② mutation
③ opticonversion
④ isomeration
⑤ aldolation

200 Glucagon의 생체기능으로 옳지 않는 것은?

① glycogen의 분해를 촉진한다.
② 당신생과정(Gluconeogenesis)를 촉진한다.
③ 간에서 해당작용을 촉진한다.
④ 지방조직에서 지방 분해를 촉진한다.
⑤ ketogenesis를 촉진한다.

201 pentose phosphate pathway에 관여하지 않는 물질은?

① Ribose 5-phosphate
② Ribulose 5-phosphate
③ 6-phosphogluconate
④ 3-phosphoglycerate
⑤ Xylulose 5-phosphate

202 pentose phosphate pathway의 산화과정에서 생성되는 NADPH의 수는?

① 2개
② 3개
③ 4개
④ 5개
⑤ 6개

정답 199. ① 200. ③ 201. ④ 202. ①

Chapter 04

Amino acids와 Proteins

001 Protein을 가수 분해하면?

① 유리 amino 기가 증가된다.
② pH가 크게 증가한다.
③ 유리 amino 기가 감소된다.
④ pH가 크게 감소한다.
⑤ 유리 amino기의 변화가 없다.

002 인체에 필수 amino acid는?

① L-Serne
② L-Proline
③ L-tyrosine
④ L-Methionine
⑤ L-Cysteine

003 다음 중에서 anomeric carbon이 없는 것은?

① Glycine
② Alanine
③ Leucine
④ Lysine
⑤ Valine

정답 1. ① 2. ④ 3. ①

004 유황이 성분에 들어 있는 amino acid는?

① Chondroitin sulfate
② Cysteine
③ Leucine
④ Lysine
⑤ Tyrosine

005 다음 amino acids 중에서 imino 기를 가지고 있는 것은?

① Proline
② Valine
③ Tyrosine
④ Phenylalanine
⑤ Tryptophan

006 다음 amino acids 중에서 -S-S- 결합을 갖고 있는 것은?

① Lysine
② Methionine
③ Cystine
④ Cysteine
⑤ Arginine

007 Urea 합성 사이클에 관여하지 않는 amino acid는?

① Arginine
② Ornitine
③ Histidine
④ Citrulline
⑤ Proline

008 Alanine을 탄수화물로 전환한다는 술어는 어떤 것인가?

① Glycolysis
② Glycogenolysis
③ Oxidative decarboxylation
④ Gluconeogenesis
⑤ Oxidative deamination

정답 4. ② 5. ① 6. ③ 7. ③ 8. ④

009 Tyrosine으로부터 melanin이 형성되는 데 필요한 효소는 다음 중 어느 것인가?

① DOPA decarboxylase ② Peroxidase
③ Tyrosinase ④ Diamine oxidase
⑤ Ketolase

010 아미노산의 산화적 탈아미노화(oxidative deamination)는 두 단계로 진행된다. 이 과정에서의 중간생성물질은 어느 것인가?

① α- Keto acid ② Urea
③ α- Imino acid ④ Uric acid
⑤ Malate

011 Adrenaline과 norepinephrine은 어느 amino acid로부터 생성되는가?

① Lysine ② Tyrosine
③ Proline ④ Iso-leucine
⑤ Cystein

012 Nihydrin과 반응하여 자색을 내는 화합물에 관하여 옳게 기술한 것은 어느 것인가?

① Peptides와 단백질만이 자색이 된다.
② 대부분의 일급 아민만이 자색이 된다.
③ α-아미노산, peptides 및 단백질 모두 자색이 된다.
④ α-아미노산과 peptide 만이 자색이 된다.
⑤ Peptide 만이 자색이 된다.

정답 9. ③ 10. ③ 11. ② 12. ③

013 신장에서 생성되는 ammonia의 가장 큰 근원물질은?

① Leucine
② Glycine
③ Alanine
④ Glutamine
⑤ Valine

014 필수 amino acid의 정의는?

① 필요량만큼 체내에서 합성되지 않으므로 음식물에서 공급되어야 한다.
② 현장에서 합성되지만 기타 조직에서 합성될 수 없다.
③ 장기에서 매우 중요하므로 인체 외로 배설되지 않는다.
④ D-Amino acid oxidase에 의해 대사된다.
⑤ 필요한 만큼 체내에서 필수적으로 공급되는 amino acid이다.

015 다음 어느 것이 Thyroxine으로 되는가?

① Tyrosine
② Tyramine
③ Tryptamine
④ Tryptophan
⑤ Threonine

016 동물에서 질소의 부평형상태에 있는 것은?

① 질소의 섭취가 배설을 초과하였을 때
② 신조직체가 합성되고 있을 때
③ 질소의 배설이 섭취를 초과하였을 때
④ 질소의 섭취와 배설이 평형을 이루었을 때
⑤ 질소의 섭취가 이뤄지지 않고 있을 때

정답 13. ④ 14. ① 15. ① 16. ③

017 Tryptophan의 주대사과정에서 처음 생성되는 것은?

① Nicotinic acid
② Hydroxyindolacetic acid
③ Serotonin
④ Kynurenine
⑤ Indole

018 선천성대사이상인 Phenylketonuria는 다음 어떤 효소의 결핍에서 야기되는가?

① Tyrosine의 deaminase
② Phenylalanine의 hydroxylase
③ Homogentisic acid의 oxidase
④ Tyrosine이 dopa로 변화되게 하는 효소
⑤ Glutamic acid의 decarboxylase

019 선천성대사이상인 alkaptonuria는 다음 어떤 효소의 결핍에서 일어나는가?

① Tyrosinase
② Phenylalanine hydroxylase
③ Dopa decarboxylase
④ Homogentisic acid oxidase
⑤ Peroxidase

020 다음 amino acid 중 transamination되어 oxaloacetic acid로 되는 것은?

① Alanine
② Aspartic acid
③ Glutamic acid
④ Proline
⑤ Arginine

정답 17. ④ 18. ② 19. ④ 20. ②

021 Glucuronyl conjugation과 무관한 것은?

① Steroid hormone의 수송
② UDPGA가 필요하다.
③ β-Glucuronosyl Transferase가 필요하다.
④ 생체 내에 생성되는 glucuronide는 모두 α형이다.
⑤ 생체 내에서 생성된 glucuronide는 신장에서 보다 쉽게 제거될 수 있다.

022 Casein을 paracasein으로 변화시키는 효소는 어느 것인가?

① Pepsin ② Rennin
③ Trypsin ④ Chymotrypsin
⑤ Tyrosinase

023 Enterokinase에서 활성화된 효소는?

① Pepsin ② Rennin
③ Trypsin ④ Chymotrypsin
⑤ Tyrosinase

024 Pantothenic acid 중에 포함되어 있는 amino acid는?

① β-Alanine ② Ornithine
③ Hydroxylysine ④ Tryptophan
⑤ Histidine

정답 21. ④ 22.② 23. ③ 24. ①

025 Arginine 생합성에 관여하는 amino acid는?

① β- Alamine ② Ornithine
③ Phenylalanine ④ Lysine
⑤ Citrulline

026 Hormone 작용을 가지고 있는 amino acid는?

① β- Alamine ② Ornithine
③ Hydroxylysine ④ Thyroxine
⑤ Phenylalanine

027 Polypeptide에서 N-말단의 amino기 결정에 쓰이는 시약은?

① 1-Fluoro-2, 4-dinitrobenzene ② Hydrazine
③ $LiBH_4$ ④ Carboxypeptidase
⑤ $CaCl_2$

028 Adrenalin의 선구물질인 amino acid는 어느 것인가?

① Tryptophan ② Cysteine
③ Tyrosine ④ Serine
⑤ Alanine

029 Serotonin의 선구물질인 amino acid는 어느 것인가?

① Tryptophan ② Tyrosine
③ Serine ④ Proline
⑤ Valine

정답 25. ② 26. ④ 27. ① 28. ③ 29. ①

030 Insulin의 2개의 peptide chain를 연결하는 것은?

① Phenylisothiocyanate 방법
② Dinitrofluorobenzene 방법
③ Urea와 guanidine
④ Cystine
⑤ Asparate acid

※ [문 31~49] 에 있어서는 [A], [B], [C], [D]항과 아래의 ①, ②, ③, ④, ⑤항에서 서로 관련 있는 것끼리 짝지어라.

031 다음 amino acid의 구조식은?

[A] : Lysine
[B] : Glutamine
[C] : Asparagine
[D] : Aspartic acid
[E] : Serine

①
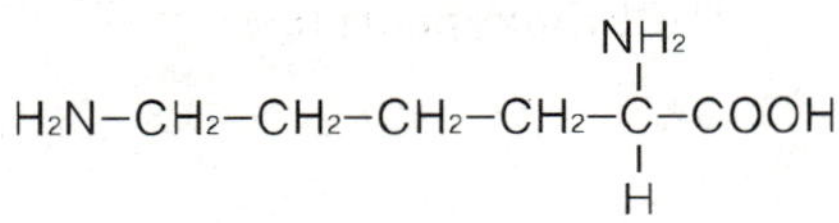

②
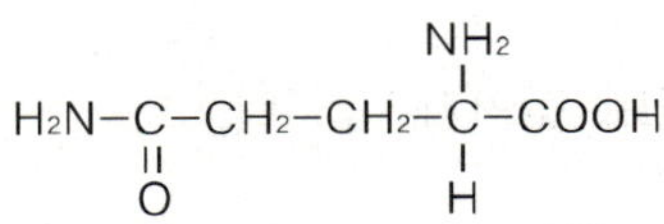

③
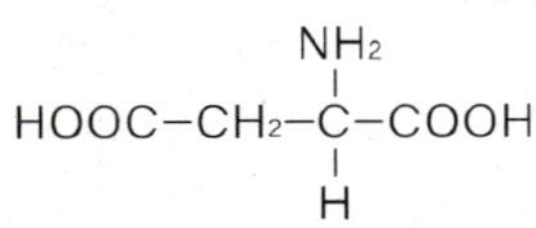

④
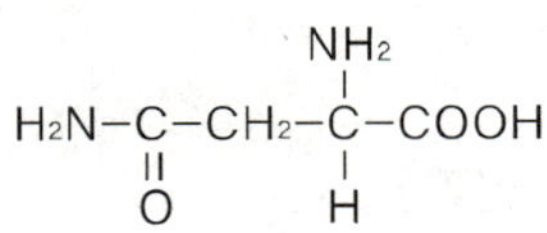

⑤
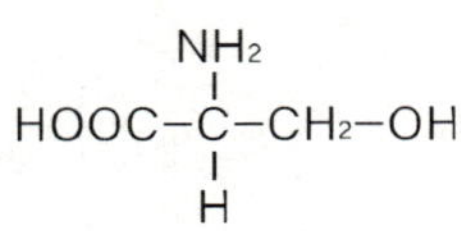

정답
30. ④ 31. ①-A, ②-B, ③-D, ④-C, ⑤-E

032 다음 화합물에 해당하는 구조식은?

[A] : Serotonin　　[B] : Tryptophan
[C] : Trypatamine　　[D] : Indolacetic acid
[E] : Indol pyruvic acid

① 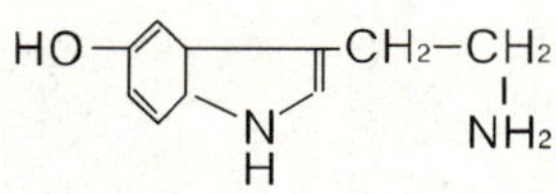

② 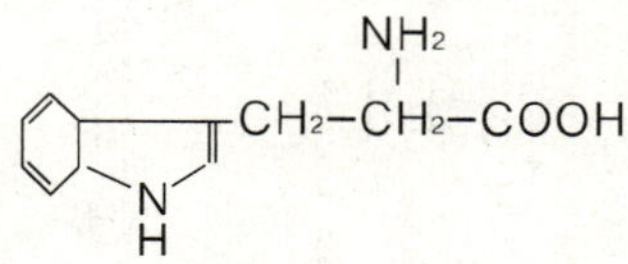

③ 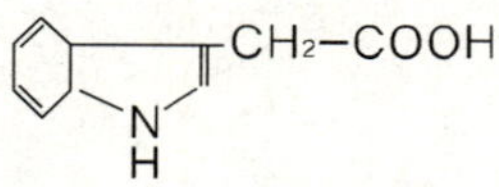

④ 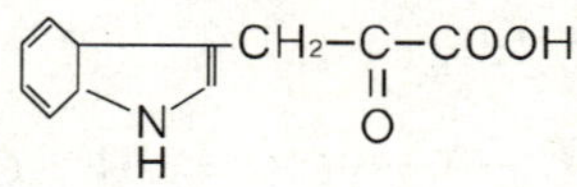

⑤ 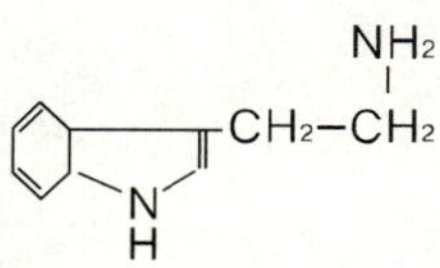

033 다음 구조식에 해당하는 명칭은?

[A] $H_2N - CH_2 - CH_2 - COOH$

[B] $HO - CH_2 - CH_2 - \overset{NH_2}{\underset{H}{C}} - COOH$

[C] $H_2N - CH_2 - CH_2 - CH_2 - COOH$

[D] $H_2N - \underset{O}{\overset{\|}{C}} - NH - CH_2 - CH_2 - CH_2 - \overset{NH_2}{\underset{H}{C}} - COOH$

[E] $H_2N - CH_2 - CH_2 - CH_2 - \overset{NH_2}{\underset{H}{C}} - COOH$

① Ornithine　　② Citrulline
③ γ-Aminobutyric acid　　④ Homoserine　　⑤ β-Alanine

정답
32. ①-A, ②-B, ③-D, ④-E, ⑤-C　　33. ①-E, ②-D, ③-C, ④-B, ⑤-A

034 다음 화합물의 명칭은?

[A] 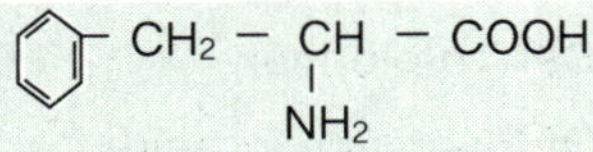

[B] 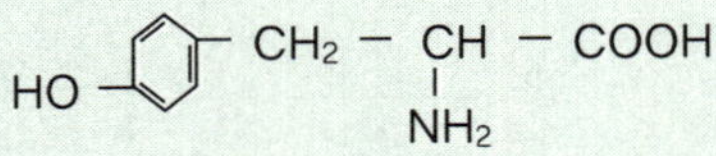

[C] 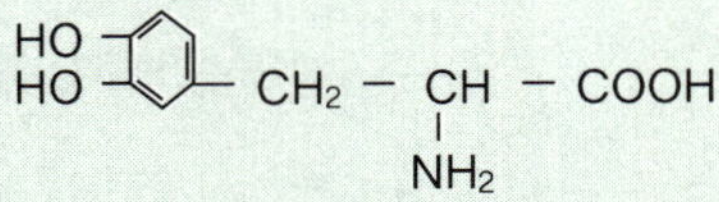

[D] 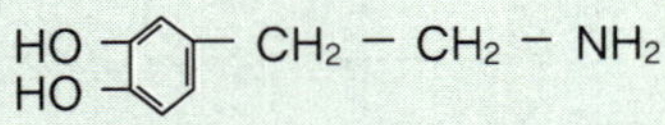

[E] 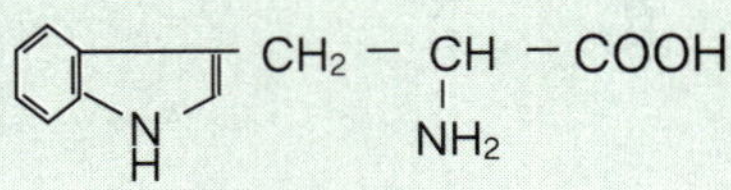

① DOPA
② Tyrosine
③ Phenylalanine
④ Tryptophan
⑤ Dopamine

035 다음 amino acid의 구조식은?

[A] : Prolne
[B] : phenylalaine
[C] : Tyrosine
[D] : Tryptophan
[E] : Histidine

① 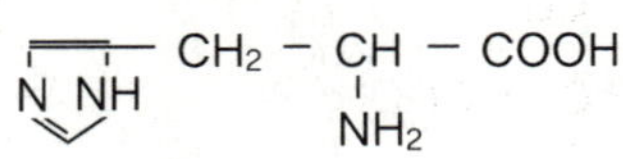

② 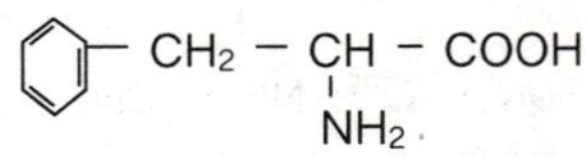

③ 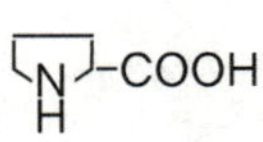

④ 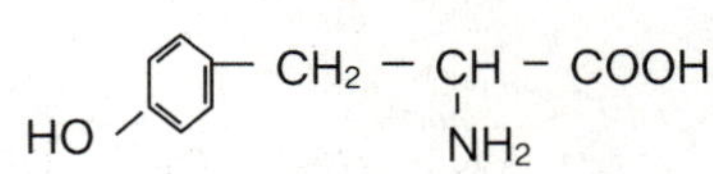

⑤ 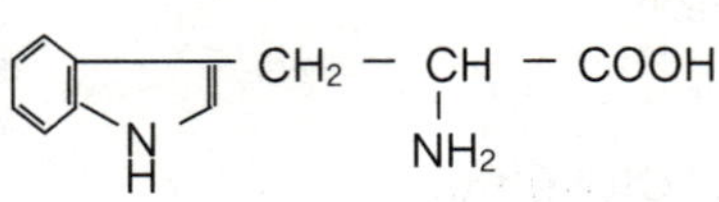

정답

34. ①−C, ②−B, ③−A, ④−E, ⑤−D

35. ①−E, ②−B, ③−A, ④−C, ⑤−D

036 다음 [A]~[E]항과 ①~⑤항 중 서로 관계 있는 것은?

[A] $NH_2-C(=NH)-N(CH_3)-CH_2COOH$

[B] $NH_2-C(=NH)-NH-CH_2-CH_2-CH_2-CH(NH_2)-COOH$

[C] $NH_2-C(=O)-CH_2CH_2-CH(NH_2)-COOH$

[D] $NH_2CH_2CH_2CH_2CH_2CH(NH_2)-COOH$

[E] $NH_2 \cdot CH_2CH_2CH_2-CH(NH_2)COOH$

① Arginse의 작용에 의해 Urea가 생성된다.
② 필수 amino acid이다.
③ 뇨중 NH_3의 전구물질로서 glutaminase로 NH_3를 생성한다.
④ glycocyamine(Guanido acetic acid)으로부터 생합성된다.
⑤ 뇨소합성 cycle에서 arginine으로부터 합성된다.

037 다음 [A]~[E]항과 ①~⑤항이 서로 관계 있는 것은?

[A] $HS-CH_2-CH(NH_2)-COOH$

[B] $SH-CH_2-CH_2-CH(NH_2)-COOH$

[C] $CH_3-S-CH_2-CH_2-CH(NH_2)-COOH$

[D] $HO_3S-CH_2-CH_2-NH_2$

[E] $HO_3S-CH_2-CH(NH_2)-COOH$

① Glutathione의 구성 물질
② Methionine의 demethylation된 물질

정답
36. ①-B, ②-D, ③-C, ④-A, ⑤-E　　37. ①-A, ②-B, ③-C, ④-D, ⑤-E

③ Lipotropic factor
④ Cysteic acid의 decarboxylation 되어 생긴 물질
⑤ Cysteine의 산화로 형성된다.

038 다음 [A]~[E]항과 ①~⑤항이 서로 관계 있는 것은?

[A] : L-Aspartic acid
[B] : L-Valine
[C] : L-Leucine
[D] : L-Arginine
[E] : L-Tyrosine

① Agmatine
② β- Alanine
③ Tyramine
④ iso-Butylamine
⑤ L-Valine

039 다음의 효소반응으로 생성되는 물질은?

[A] : Guanidinoacetic acid+S-adenosylmethionine →
[B] : Tyrosine+tyrosinase →
[C] : Cysteic acid-CO_2 →
[D] : Homocysteine+pyridoxal phosphate+serine →
[E] : serine+Tetrahydrofolic acid+pyridoxal phosphate+Mn^{++} →

① Glycine
② Creatine
③ Cystathionine
④ Taurine
⑤ DOPA

정답
38. ①-D, ②-A, ③-E, ④-B, ⑤-C
39. ①-E, ②-A, ③-D, ④-C, ⑤-B

040 다음 화합물의 전구물질은?

[A] : Histamine	[B] : Homogentisic acid
[C] : Nicotinic acid	[D] : Citrullin
[E] : Creatine	

① **Tyrosine** ② **Guanidoacetic acid**
③ **Ornithine** ④ **Histidine**
⑤ **Tryptophan**

041 다음 amino acid에 Decarboxylase가 작용하여 생성되는 물질은?

[A] : L-Lysine	[B] : L-Cysteic acid
[C] : L-Histidine	[D] : L-Ornithine
[E] : L-Glutamic acid	

① **Cadaverine** ② **Putrescine**
③ **Taurine** ④ **γ-Aminobutyric acid**
⑤ **Histamine**

042 다음은 protein에 관한 기술이다. [A]~[D]항의 정당한 것을 ①~④항에서 선택하여라.

[A] : 양성화합물이 아니다	[B] : 양성화합물이다.
[C] : Biuret 반응이 음성이다.	[D] : Biuret 반응이 양성이다.

① [A]와 [B]가 맞는다. ② [B]와 [C]가 맞는다.
③ [C]와 [D]가 맞는다. ④ [B]와 [D]가 맞는다.
⑤ [A]와 [D]가 맞다.

정답 40. ①-B, ②-E, ③-D, ④-A, ⑤-C 41. ①-A, ②-D, ③-B, ④-E, ⑤-C 42. ④

043 다음 [A]~[D]항에 정당한 기술이 2개항 들어 있다. 정당한 것을 ①~④항에서 선택하여라.

[A] : Thyroxine의 선구물질은 tyrosine이다.
[B] : Thyroxine의 선구물질은 tryptophan이다.
[C] : Thyroxine은 갑상선 hormone이다.
[D] : Thyroxine은 부갑상선 hormone이다.

① [A]와 [B]가 정당하다.
② [B]와 [D]가 정당하다.
③ [A]와 [C]가 정당하다.
④ [B]와 [C]가 정당하다.
⑤ [A]와 [D]가 맞다.

044 다음 [A]~[D]항은 필수아미노산에 관한 기술이며, 적당한 기술이 1개항 들어 있다. 정당한 조항을 ①~④항에서 선택하여라.

[A] : 현장에서 생성되지만 다른 조직에서는 합성되지 않는다.
[B] : 필요량만큼 체내에서 생성되지 않고 음식물로서 공급되어야 한다.
[C] : L-Serne은 필수 아미노산이다.
[D] : L-Methionine은 필수 아미노산이다.

① [A]와 [C]가 정당하다.
② [B]와 [D]가 정당하다.
③ [A]와 [D]가 정당하다.
④ [B]와 [C]가 정당하다.
⑤ [A]와 [B]가 정당하다.

045 다음 [A]~[D]항은 methionine에 관한 기술이다. 정당한 조항을 ①~④항에서 선택하여라.

[A] : Homocysteine이 methyl화 되어서 합성된다.
[B] : 필수아미노산이 아니다.
[C] : Lipotropic factor이다.
[D] : 생체 내에서의 활성형은 methionine phosphate이다.

정답 43. ③ 44. ② 45. ④

① [A]와 [B]가 정당하다.
② [C]와 [D]가 정당하다.
③ [B]와 [C]가 정당하다.
④ [A]와 [C]가 정당하다.
⑤ [A]와 [D]가 맞다.

046 다음 [A]~[D]항은 tryptophan 대사에 관한 기술이다. 적당한 조항을 ①~④항에서 선택하여라.

[A] : Nicotinic acid를 형성한다.
[B] : Noradrenaline이 형성된다.
[C] : DOPA가 형성된다.
[D] : Serotonin이 형성된다.

① [A]와 [B]가 정당하다.
② [A]와 [D]가 정당하다.
③ [B]와 [C]가 정당하다.
④ [C]와 [D]가 정당하다.
⑤ [A]와 [C]가 정당하다.

047 다음 [A]~[D]항은 tyrosine대사에 관한 기술이다. 적당한 조항을 ①~④항에서 선택하여라.

[A] : Nicotinic acid를 형성한다.
[B] : Adrenalin이 형성된다.
[C] : DOPA를 거쳐 melanin이 형성된다.
[D] : Phenylalanine에서 tyrosine이 형성될 수 있다.

① [B]와 [C]가 정당하다.
② [A]와 [C]가 정당하다.
③ [B]와 [A]가 정당하다.
④ [A]와 [D]가 정당하다.
⑤ [A]와 [B]가 정당하다.

정답 46. ② 47. ①

048 다음 제1란은 transamination에 관한 반응식이다. 제2란에서 적당한 것을 골라 (　　) 속에 써 넣어라.

▌제1란

(문 1:　　　　)　　　　Glutamic acid
GPT　　　　　　　　　Co-enzyme(문 2:　　　　)
Alanine　　　　　　　(문 3:　　　　)

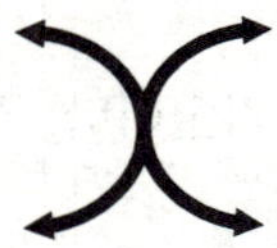

▌제2란

문 (1) ① Oxaloacetic acid　② Succinic acid　③ Pyruvic acid　④ Fumalic acid　⑤ Malic acid

문 (2) ① pyridoxal-phosphate　② TPP　③ NAD　④ FAD　⑤ ATP

문 (3) ① α-ketoglutaric acid　② Glutamine　③ Aspartic acid　④ Cratine　⑤ Succinate

049 다음 [A]~[D]항은 amino acid에 관한 것이다. 정당한 기술이 2개 들어 있다. 적당한 조항을 ①~④항에서 선택하여라.

[A] : Cystine은 disulfide bond(-S-S)를 함유하고 있다.
[B] : Tryptophan은 Indole 핵을 함유하고 있다.
[C] : Tyrosine은 phenol성 수산기를 가지고 있지 않다.
[D] : Alanine은 benzene 핵을 가지고 있다.

① [A]와 [B]가 정당하다.　② [B]와 [C]가 정당하다.
③ [C]와 [D]가 정당하다.　④ [A]와 [D]가 정당하다.
⑤ [A]와 [C]가 정당하다.

정답 48. (1)-③, (2)-①, (3)-①　49. ①

050 Hemoglobin의 조성성분이 아닌 것은?

① 4개의 Heme 분자
② Globin 단백질
③ Fe^{2+} 이온
④ Ferritin
⑤ porphyrin 고리

051 항체의 대부분은 다음 어느 단백질에 속하는가?

① Serum globulin
② Serum albumin
③ Gamma-globulin
④ Serum fibrinogen
⑤ Beta-globulin

052 Hypertensinogen을 activation시키는 인자는?

① Pesin
② Renin
③ Urease
④ Cathepsin
⑤ Chymotrypsin

053 천연단백분해물에서 유래하는 amino acid는?

① Creatine
② β-alanine
③ Citruline
④ phenylalanine
⑤ Arginine

054 생체 내에 nucleic acid와 결합해서 존재하는 것은?

① Albumin
② Histone
③ Globulin
④ Hemoglobin
⑤ Myoglobin

정답 50. ④ 51. ③ 52. ② 53. ④ 54. ②

055 Genetic code 형성에 주로 관계하는 것은?

① Ribonucleic acid ② Deoxyribonucleic acid
③ Nucleo-protein ④ Fibonucleotide
⑤ Nuclear peptide

056 α-Keto acid가 amino acid로 변화될 때의 반응은?

① Carboxylation ② Transamination
③ Decarboxylation ④ Oxidative deamination
⑤ Gluconeogenesis

057 생체 내에서 Oxidative deamination 또는 transamination 등에 의하여 당질대사 산물로부터 amino acid로 변화되지 않는 것은?

① Tryptophan ② Alanine
③ Glutamic acid ④ Aspartic acid
⑤ Serine

058 C^1 unit의 생성에 Serine은 주요한데 Serine대사에 조효소로 작용하는 것은?

① Folic acid ② Thiamine
③ Biotin-enzyme ④ Acetyl-CaA
⑤ TPP

정답
55. ② 56. ② 57. ① 58. ①

059 Amino acid의 oxidative deamination의 enzyme(L-amino acid oxidase)이 요구하는 cofactor는?

① Flavin adenine dinucleotide ② Nicotinic acid amide dinucleotide
③ Co-enzyme A ④ Biotin-Protein
⑤ TPP

060 Typtophan의 대사산물과 무관한 것은?

① Serotonin ② Homogentisic acid
③ Indolacetic acid ④ Nicotinic acid
⑤ Melatonin

061 Fructose-6-phosphate와 glutamine 사이에서 transamination에 의해 생성되는 물질은?

① Glucosamine-6-phosphate ② Creatine-phosphate
③ Adenosine triphosphate ④ Glucose-1, 6-diphosphate
⑤ Pyruvate

062 Glutamic acid decarboxylase가 요구하는 물질은?

① ATP ② TPP
③ Pyridoxal phosphate ④ Glutathione
⑤ FAD

063 Thyroxine의 precursor amino acid이며 필수 amino acid에 속하는 것은?

① Tyrosine ② Taurine
③ Phenylalanine ④ Histidine
⑤ Lysine

정답 59. ① 60. ② 61. ① 62. ③ 63. ③

064 Epinephrine의 precursor amino acid는?

① tyramine ② Phenylalanine
③ Tryptophan ④ Proline
⑤ Isoleusine

065 Phenylalanine의 이상대사와 관련이 적은 것은?

① Alcaptonuria ② Tyrosinosis
③ Phenylketonuria ④ Ketosis
⑤ Phenylalanine hydroxylase

066 포유류에서 carbamyl 기를 ornithine과 결합시켜 생성된 물질은?

① Arginine ② Uric acid
③ Citrulline ④ Urea
⑤ Glutamine

067 위액분비 자극 물질은?

① Pepsinogen ② Carbonic anhydrase
③ Gastrin ④ Secretin
⑤ Amylase

068 췌장액 속의 단백분해효소는?

① Trypsin과 chymotrypsin ② Trypsin과 pepsin
③ Pepsin과 peptidase ④ Insulin과 chymotrypsin
⑤ Trypsin과 Insulin

정답 64. ② 65. ④ 66. ③ 67. ③ 68. ①

069 Urea cycle에서 ATP를 요구하는 반응은?

① Ornithine과 carbamyl phosphate의 반응
② Citrulline과 aspartic acid의 축합
③ Arginosuccinate의 분해
④ Arginine의 분해
⑤ ATP를 요구하는 반응이 없음

070 Trypsin과 chymotrypsin에 의한 분해산물을 다시 소화시키는 효소가 아닌 것은?

① Carboxypeptidase
② Amino peptidase
③ Dipeptidase
④ Ribonuclease
⑤ Peptidase

071 대부분의 amino acid가 장내세균에 의해 유도되는 반응은?

① Carboxylation
② Transamination과 dehydrogenation
③ Deamination과 transamination
④ Decarboxylation과 deamination
⑤ Carboxylation과 transamination

072 Benzoic acid와 conjugation되어 hippuric acid로 되는 것은?

① Taurine
② Glycine
③ Alanine
④ Threonine
⑤ Lysine

정답 69. ② 70. ④ 71. ④ 72. ②

073 인체에서 가장 풍부하게 존재하는 단백질은?

① Collagen
② Chondroitin sulfate
③ Gelatin
④ Hyaluronic acid
⑤ Elastin

074 단백성 아미노산인 것은?

① Ornithine
② Aspartic acid
③ β-alanine
④ Homocysteine
⑤ Tyrosine

075 Polypeptide의 amino acid sequence 결정실험과 관계가 적은 것은?

① 원소분석
② Peptide의 순도검정
③ amino acid 조성분석
④ Edman 분해법
⑤ Mass spectrometry

076 단백질의 변성과 관계가 희박한 것은?

① 각종 생리활성의 상실
② Trypsin 소화성 증가
③ Peptide bond의 개열
④ 용해도의 감소
⑤ 단백질 구조의 변화

077 다음 물질들 중 그 생합성 과정에서 Glycine이 incorporation되지 않는 것은?

① Heme
② Creatinephosphate
③ Purine nucleotide
④ Nicotinic acid
⑤ Glutathione

정답 73. ① 74. ② 75. ① 76. ③ 77. ④

078 Anserine과 carnosine은?

① 필수 아미노산
② Tripeptides
③ 효소
④ Histones
⑤ Dipeptides

079 단백질 화학에서 "제1차", "제2차", "제3차"라는 용어는 무엇을 일컫는가?

① 각각 α-helix, β-helix, γ-helix
② 각각 peptide 결합, disulfide 결합, van der waals 결합
③ 각각 peptide 결합, 수소결합, α-helix
④ 각각 아미노산 배열, α-helix, 소수성 결합
⑤ 각각 아미노산 배열, β-helix, 수소결합

080 Collagen 만이 다량 함유하고 있는 것은?

① desmosine
② Hydroxyproline
③ Cysteine
④ Methyl hisidine
⑤ Lysine

081 Urea에 결합한 질소의 직접적인 공급원은?

① Carbamoyl phosphate와 glutamine
② Carbamoyl phosphate와 glutamate
③ Carbamoyl phosphate와 aspartate
④ Glutamine과 asparagine
⑤ Glutamate와 asparagine

정답 78. ⑤ 79. ④ 80. ② 81. ③

082 산화적 탈아미노 반응은 어떤 아미노산에서 일어나는가?

① asparate, phenylalanine, serine
② asparate, serine, threonine
③ alanine, glutamate, tyrosine
④ arginine, lysine, tyrosine
⑤ asparate, phenylalanine, tryptophane

083 Urea 합성에 관계가 없는 아미노산은?

① Arginine
② histidine
③ citrulline
④ ornithine
⑤ aspartic acid

084 동물의 생체 내 methyl화제는?

① choline, betaine, S–adenosylmethionine
② choline, S–adenosylmethionine, dimethyl glycine
③ betaine, choline, methionine
④ N^5, N^{10}–methylene tetra hydrofolic acid, S–adenosyl methionine
⑤ betaine, S–adenosyl methionine

085 Tryptophan의 이화작용은 무엇의 형성으로 시작되는가?

① Nicotinic acid
① Uronic acid
③ Serotonin
④ N–formyl kynurenine
⑤ Anthranilic acid

정답 82. ③ 83. ② 84. ④ 85. ④

086 탈 카르복실화에 의해 혈관확장제를 얻을 수 있는 것은?

① Glutamate ② Arginine ③ Histidine
④ Asparate ⑤ Serine

087 Histone에 대한 설명 중 맞는 것은?

① Lysine이나 arginine이 풍부하게 존재하는 단백질이다.
② 비교적 분자량이 매우 크다(200,000 이상).
③ 단순 단백질의 일종이다.
④ Nuclease로 먼저 소화되는 것 외에는 DNA로부터 분리될 수 없다.
⑤ 산성을 나타낸다.

088 구조적 제한 때문에 α-Helix로 수용되기 힘든 아미노산은?

① Tyrosine ② Tryptophan ③ Valine
④ Proline ⑤ Asparagine

089 항체의 주요한 구조적 특징은?

① 두 개의 peptide 사슬로 이루어져 있다.
② 단일 peptide 사슬로 이루어져 있다.
③ 두 개의 길고 짧은 peptide 사슬로 되어 있다.
④ Urea에 의해 분해될 수 없다.
⑤ Sulfur 아미노산을 함유하지 않는다.

정답 86. ③ 87. ① 88. ④ 89. ③

090 Peptide 결합 합성의 시약은?

① Fluoro-2, 4-dinitrobenzene
② Dicyclohexyl carbodiimide
③ phenylisothiocyanate
④ Dithiothreitol
⑤ Sulfonated polystyrene

091 말단 아미노산의 분석 시약은?

① Dithiothreitol
② Sulfonated polystyrene
③ Fluoro-2, 4-dinitrobenzene
④ Dicyclohexyl carbodiimide
⑤ nitrobenzene

092 Edman 시약은?

① Sulfonated polystyrene
② Dithiothreitol
③ Phenylisothiocyanate
④ Dicyclohexyl carbodiimide
⑤ Fluoro-2, 4-dinitrobenzene

093 정상동물에서 Methionine 및 Cysteine의 황성분은 주로 무엇으로 배설되는가?

① cysteic acid
② sulfite
③ chondroitin sulfate
④ taurocholic acid
⑤ inorganic sulfate

094 두 개의 Asymmetric carbon atoms를 가지는 아미노산은?

① tryptophan
② serine
③ isoleucine
④ valine
⑤ glycine

정답 90. ② 91. ③ 92. ③ 93. ⑤ 94. ③

095 Alanine의 등전점은 6.0이다. 만일, Alanine을 완충액 pH3에 용해하여 전기영동을 시킨다면?

① 이동하지 않는다.
② 양극으로 이동한다.
③ 음극으로 이동한다.
④ 수소를 방출하면서 분해한다.
⑤ 일부는 음극으로, 일부는 양극으로 이동한다.

096 아미노산 중의 α-amino nitrogen은 포유동물의 뇨 중에 어떤 형태로 나타나는가?

① glutamine
② urea
③ uric acid
④ creatinine
⑤ ammonia

097 단백질 구조를 결정하기 위해 Performic acid는 어떤 목적으로 사용되는가?

① 단백질 변성
② disulfide 결합의 산화
③ disulfide 결합의 환원
④ C-말단잔기의 확인
⑤ N-말단잔기의 확인

098 Cell membrane을 구성하는 Mucopolysaccharide인 Peptidoglycan을 연결시키는 것은?

① glucose
② glycine
③ fructose
④ lysine
⑤ alanine

099 Side chain을 가지고 있지 않는 amino acid는?

① lysine
② glycine
③ alanine
④ valine
⑤ glutamic acid

정답
95. ③ 96. ② 97. ② 98. ⑤ 99. ②

100 Blood cloting에 관여하는 단백질 성분은?

① glutamic acid
② γ-carboxyglutamic acid
③ ornithine
④ γ-aminobutyric acid
⑤ homocysteine

101 amino acid 중 π-Bond interaction을 할 수 있는 것은?

① glycine
② arginine
③ tyrosine
④ lysine
⑤ valine

102 다음 amino acid 중 pH7에서 Positive charge를 갖는 amino acid는?

① aspasrtic acid
② histidine
③ isoleucine
④ valine
⑤ threonine

103 Physiologically active peptide 중 Oxido-reduction에 관여하는 Peptide는?

① bradykinin
② kallidine
③ glutathione
④ oxytocin
⑤ vasopressin

104 Globular protein이나 polypeptide에서 Disulfide bond를 분해하여 $-SO_3-$를 생성하는 데 이용하는 시약은?

① performic acid
② mercaptoethanol
③ iodoacetate
④ cyanogen bromide
⑤ hydroxyamine

정답 100. ② 101. ③ 102. ② 103. ③ 104. ①

105 모든 척추동물의 근육에서 발견되는 β-Alanine과 Histidine으로 구성된 Dipeptide는?

① carnosine ② creatine
③ bradykinin ④ ergothionine
⑤ carnitine

106 amino acid의 등전점(Iso-electric point)은 무엇에 의존되는가?

① optical rotation ② dissociation constant
③ diffusion constant ④ chain length
⑤ branch chain

107 대부분의 amino acid가 장내 세균에 의해서 유도되는 반응은?

① carboxylation ② dehydrogenase
③ deamination ④ decaboxylation
⑤ oxidation

108 Protein structure에서 α-Helix 말단에 존재하는 amino acid는?

① alanine ② methionine
③ serine ④ proline
⑤ valine

109 단백질 변성과 관계가 희박한 것은?

① biological activity 감소 ② pepsin의 소화성 증가
③ solubility 감소 ④ peptide bond 파괴
⑤ 면역성 감소

정답 105. ① 106. ② 107. ④ 108. ② 109. ④

110 Glucogenic amino acid는?

① alanine
② leucine
③ tyrosine
④ isoleucine
⑤ phenylalanine

111 부재탄소가 없는 amino acid는?

① leucine
② alanine
③ glycine
④ lysine
⑤ valine

112 Sulfur를 함유하는 amino acid는?

① glycine
② methionine
③ chondroitin
④ proline
⑤ valine

113 Polypeptide에서 N-Terminal amino acid의 결정에 쓰이는 시약은?

① $LiBH_4$
② hydrazine
③ carboxypeptidase
④ 1-fluoro-2, 4-dinitrobenzene
⑤ aminopeptidase

114 60~70% ethanol에 용해되는 Protein은?

① albumin
② prolamine
③ histone
④ globulin
⑤ gluten

정답 110. ① 111. ③ 112. ② 113. ④ 114. ②

115 단백질 생합성에서 Ribosome의 "A" site 동정에 이용되는 것은?

① cyclohеximide ② chrolamphenicol
③ puromycin ④ actinomycin D
⑤ rifamycin

116 다음의 아미노산 중 Oxidative deamination이 일어나는 반응은?

① alanine, glutamic acid ② aspartic acid, phenylalanine
③ arginine, lysine ④ aspartic acid, tryptophan
⑤ aspartic acid, arginine

117 다음의 Peptide Phe-Glu-Ser-Met는 pH 1에서 Net charge가 얼마인가?

① +1 ② 0
③ −1 ④ −2
⑤ +2

118 다음 단백질 중 α-Helix 구조로 볼 수 없는 것은?

① collagen ② α-keratin
③ myoglobin ④ rhodopsin
⑤ Elastin

119 NH^+_4가 반응물질로 쓰이지 않는 반응은?

① glycogen synthesis ② glu dehydrogenase의 촉매반응
③ urea synthesis ④ gln synthetase
⑤ Carbamoyl phosphate synthesis

정답
115. ③ 116. ① 117. ① 118. ① 119. ①

120 Urea cycle의 중간체가 아닌 것은?

① ornithine ② citrulline
③ cystine ④ arginine
⑤ argininosuccinic acid

121 아미노산 대사에 대한 설명으로 옳지 않은 것은?

① 단백질은 아미노산으로 분해되어 흡수되며, 혈중 아미노산 농도는 식사로 인해 크게 변동한다.
② 아미노산은 세포 중에 어느 정도 저장되어서 주로 단백질 합성에 사용된다.
③ 생체 내 단백질은 각각 고유한 속도로 분해된다.
④ 아미노산이 분해될 때는 아미노기와 나머지 탄소쇄는 다른 대사계에서 대사된다.
⑤ 모든 아미노산은 사람의 영양상태에 따라 ketone체 또는 glucose로도 전환된다.

122 아미노산의 개별대사에 대한 맞는 기술은?

① glycine은 GPT에 의해 pyruvic acid로 된다.
② methionine은 cysteine을 생성하지만 cysteine은 methionine을 생성하지 않는다.
③ tyrosine은 phenylalanine의 탈탄산반응에 의해 만들어진다.
④ tryptophan은 indole 핵이 있기 때문에 생체 내에서 대사되지 않는다.
⑤ valine, leucine, isoleucine 등의 분지상 아미노산은 공통의 대사경로를 가지고 있으나 최종산물은 각각 다르다.

정답 120. ③ 121. ① 122. ②

123 단백질에 대해 옳지 않은 것은?

① 약 20종의 L-α-amino acid가 중합한 고분자화합물이다.
② 단백질 용액의 280nm의 자외흡수는 tyrosine이나 histidine 등의 방향족 아미노산 잔기에 의한 것이다.
③ 어떤 단백질 용액의 액성이 등전점보다 alkali성일 때 그 단백질은 음전하로 하전하고 있다.
④ 사람에는 효소 등의 기능단백질의 종류가 많지만, 양적으로는 collagen 등의 구조단백질도 많다.
⑤ 단백질의 구조 및 기능은 본질적으로 아미노산의 배열순서에 의해 결정된다.

124 다음 amino acids 중 Serotonin의 전구물질은?

① tryptophan ② arginine
③ tyrosine ④ alanine
⑤ aspartic acid

125 아미노산 용액이 등전점에 있을 때 양이온과 음이온의 농도차이는?

① 100 ② 10
③ 1 ④ 0
⑤ 5

126 다음 아미노산중 disulfide bond를 가지는 것은?

① methionine ② cysteine
③ cystine ④ glutathione
⑤ lysine

정답 123. ② 124. ① 125. ④ 126. ③

127 Homocystein을 methylation할 경우 생성될 수 있는 아미노산은?

① cystein ② cystine
③ glutathione ④ methionine
⑤ dihomocystein

128 광학적으로 불활성인 아미노산은?

① glycine ② alanine
③ lysine ④ glutamic acid
⑤ histidine

129 필수아미노산으로서 Thyroxine의 전구물질로 이용되는 아미노산은?

① tyrosine ② alanine
③ phenylalanine ④ glycine
⑤ proline

130 체내에서 niacin을 생성하는 아미노산은?

① tyrosine ② tryptophan
③ alanine ④ phenylalanine
⑤ histidine

131 melanin 생합성과정 중 DOPA의 전구물질은?

① tyrosine ② histidine
③ lysine ④ aspartic acid
⑤ asparagine

정답 127. ④ 128. ① 129. ③ 130. ② 131. ①

132 다음 중 glutathione을 구성하는 amino acid와 거리가 먼 것은?

① glutamic acid ② cysteine
③ glycine ④ lysine
⑤ gamma-glutamylcysteine

133 Collagen 중 다량으로 함유된 아미노산으로 가장 잘 짝지어진 것은?

① Gly, Ala, Pro ② Gly, His, Ser ③ His, Lys, Arg
④ Pro, His, Asp ⑤ Asp, Phe, Ser

134 단백질의 UV 정량과 관련된 아미노산으로 짝지어진 것은?

① Gly, Ala, Leu ② Ile, Ser, Met ③ Cys, Met, Asp
④ Trp, Tyr, Phe ⑤ Ala, Phe, Lys

135 단백질의 β-sheet 구조에 대한 설명 중 가장 부적절한 것은?

① 단백질의 이차구조에 대한 것이다.
② polypeptide가 zigzag로 연결되어 병풍모양을 나타낸다.
③ 인접한 polypeptide는 주로 수소결합으로 연결되어 있다.
④ antiparallel β-sheet에는 β-turn 구조가 필요하다.
⑤ 머리카락은 대표적인 β-sheet 구조이다.

136 단백질의 정량시 280nm가 사용되는 이유는?

① 이중나선의 구조이기 때문에
② base끼리 stacking되어 있기 때문에
③ 방향족의 side chain을 갖는 아미노산 때문에

정답 132. ④ 133. ① 134. ④ 135. ⑤ 136. ③

④ 전하를 보유하는 side chain을 갖는 아미노산 때문에
⑤ 극성을 가진 side chain을 갖는 아미노산 때문에

137 단백질의 정량시 280nm가 사용되는데 이때 흡광도에 기여하는 아미노산은?

① tyrosine
② alanine
③ threonine
④ glutamic acid
⑤ leucine

138 다음 중 globular protein의 특징은?

① 대부분 물에 수용성이다.
② 2차원적인 최종구조를 갖고 있다.
③ 물에 인접한 겉부분이 소수성이다.
④ 사람의 머리카락이 이에 속한다.
⑤ 섬유조직을 구성한다.

139 Edman degradation은?

① peptide sequencing시의 N-terminal 아미노산의 배열순서를 알게 하여 준다.
② peptide sequencing시의 C-terminal 아미노산의 배열순서를 알게 하여 준다.
③ DNA sequencing시의 5-'end의 염기 배열순서를 알게 하여 준다.
④ DNA sequencing시의 3-'end의 염기 배열순서를 알게 하여 준다.
⑤ DNA sequencing시의 N-terminal과 C-terminal 아미노산의 배열순서를 알게 하여 준다.

정답 137. ① 138. ① 139. ①

140 Exon에 대한 설명 중 옳은 것은?

① RNA의 5-'end phosphate를 의미한다.
② RNA의 이중가닥을 의미한다.
③ DNA의 실제로 발현되는 부분을 의미한다.
④ DNA의 promotor부분을 의미한다.
⑤ RNA의 3-'end phophate를 의미한다.

141 일반적으로 단백질의 변성을 일으키는 factor가 아닌 것은?

① 온도의 변화
② pH의 변화
③ 염농도의 변화
④ 조효소농도의 변화
⑤ 압력의 변화

142 다음 단백질 중 대부분 2차구조로 이루어진 것은?

① 머리카락
② 미오글로빈
③ 헤모글로빈
④ hexokinase
⑤ gelatin

143 소장의 단백분해 효소 중 N-말단의 아미노산을 하나씩 가수분해하는 것은?

① aminopeptidase
② secretin
③ trypsin
④ carboxypeptidase
⑤ pepsin

정답 140. ③ 141. ④ 142. ① 143. ①

144 소장의 단백분해 효소 중 C-말단의 아미노산을 하나씩 가수분해하는 것은?

① aminopeptidase
② secretin
③ trypsin
④ carboxypeptidase
⑤ pepsin

145 자가 가수 분해(autocatalysis)에 의해 활성화되는 효소는?

① gastrin
② secretin
③ pepsin
④ chymotrypsin
⑤ trypsin

146 위의 pariental cell로부터 분비되는 것은?

① HCl
② pepsin
③ trypsin
④ chymotrypsin
⑤ secretion

147 포유동물에서 암모니아의 주된 배설형태는?

① glycine
② urea
③ inosinic acid
④ xanthine
⑤ uric acid

148 Arginine을 가수분해하여 urea를 생성하는 효소는?

① arginase
② urease
③ urea hydrolase
④ urotransferase
⑤ Peptidase

정답 144. ④ 145. ③ 146. ① 147. ② 148. ①

149 glycine으로부터 serine이 생합성 되는데 이때 필요한 조효소는?

① pyridoxine ② NAD^+
③ tetrahydrofolate ④ biotin
⑤ FAD^+

150 DOPA의 생합성 전구물질은?

① arachidonic acid ② tyrosine
③ lysine ④ propionyl-CoA
⑤ tyrptophan

151 주성분이 나머지와 다른 하나는?

① 머리카락 ② 거미줄 ③ silk fibroin
④ cellulose ⑤ 손톱

152 낫형(겸상)적혈구 빈혈(Sickle cell anemia)의 원인과 증상을 각각 고르면?

가) 알파-항트립신의 결핍 질환
나) 베타-글로빈의 점 돌연변이 질환
다) 베타-글로빈의 결핍 질환
라) 유전자 보유자는 말라리아에 내성
마) 결합조직의 분해를 조절 못해 폐기종을 초래

① 가, 라 ② 나, 마 ③ 가, 마
④ 나, 라 ⑤ 다, 라

정답 149. ③ 150. ② 151. ④ 152. ④

153 다음 중 Polypeptide의 N-terminal amino acid를 최종적으로 분석하는데 사용하는 시약은 무엇인가?

① FDNB(1-fluoro-2,4-dinitrobenzene)
② DTT(dithiothreitol)
③ Cyanogen bromide
④ DCC(dicyclohexylcarbodiimide)
⑤ 정답 없음

154 polypeptide간의 공유결합을 형성하여 단백질의 3차 구조의 안정화에 기여하는 아미노산은?

① proline ② cysteine ③ methionine
④ glycine ⑤ glutamine

155 다음의 SDS-polyacrylamide 겔 전기영동에 대한 설명으로 옳지 않은 것은?

① SDS는 단백질의 2차 구조를 파괴하고 단백질에 (-) 전하를 제공한다.
② 단백질의 pI 값에 따라 분리된다.
③ 분자량이 작은 단백질이 더 빨리 이동된다.
④ TEMED(tetramethylene diamine)는 연쇄반응을 촉진하는 촉매의 역할을 한다.
⑤ Separating gel의 pH는 stacking gel의 pH보다 높다.

156 수용액에서 더 강해지는 단백질의 접힘(folding)에 가장 중요한 원동력은 무엇인가?

① 소수성 상호작용(hydrophobic interaction)
② 반 데어 발스 힘(Van der Waals force)
③ 이온 결합(ionic bond)
④ 수소 결합(hydrogen bond)
⑤ 공유결합(covaleut bond)

정답
153. ① 154. ② 155. ② 156. ①

157 단백질의 3차원 구조에서 흔히 나타나는 이차구조(secondary structure)가 아닌 것은?

① 알파 헬릭스(α- helix)
② 베타 시트(β- sheet)
③ disulfide 결합
④ 베타 턴(β- turn)
⑤ 정답 없음

158 다음은 단백질 구조에 관한 설명들이다. 틀린 설명은 ?

① 단백질의 기능은 그것의 3차원 구조에 의해서 결정된다.
② 단백질의 3차원 구조는 그 단백질의 아미노산 서열에 따라 결정된다.
③ 특정한 단백질의 3차원 구조를 안정화시키는 데는 비공유 상호작용이 매우 중요한 역할을 한다.
④ 단백질들의 구조에는 서로 공통적인 구조적 패턴이 존재하지 않는다.
⑤ 단백질의 2차 구조에는 α구조와 β구조가 있다.

159 다음 중 단백질의 3차원 구조를 밝힐 수 있는 방법이 아닌 것은 ?

① X선 회절법
② 핵자기 공명법(NMR)
③ 전자 현미경 사진
④ SDS 폴리아크릴아마이드 전기 영동법
⑤ 정답 없음

160 겸상적혈구성 빈혈환자의 경우 헤모글로빈(HbS)은 정상적인 헤모글로빈(HbA)의 β-사슬의 6번 위치에 있는 글루탐산 잔기가 어떤 다른 아미노산으로 치환된 것인가?

① arginine
② valine
③ isoleucine
④ aspartate
⑤ cysteine

정답
157. ③ 158. ④ 159. ④ 160. ②

161 괴혈병과 직접 관련 있는 단백질은?

① 헤모글로빈 ② 미오글로빈
③ 콜라겐 ④ 프로테오글리칸
⑤ 피브로넥틴

162 단백질의 N 말단 아미노산 동정법은?

① Edman 분해법 ② carboxypeptidase 분해법
③ hydrazine 분해법 ④ CNBr 분해법
⑤ 산 분해법

163 다음은 단백질에 관한 설명이다. 가장 적당한 것은?

① 단백질의 변성에 의하여 1차 구조가 바뀐다.
② 단백질의 folding은 온도가 80℃ 이상에서 용이하게 일어난다.
③ 단백질의 subunit 들에 대한 4차 구조 생성시에는 covalent bond가 가장 중요한 역할을 한다.
④ 단백질의 3차 구조는 단백질의 활성과 관련이 깊다.
⑤ 단백질의 2차 구조 중 α-helix는 생체 내에서 대부분 left handed helix이다.

164 다음은 단백질의 구조에 관한 설명이다. 옳은 것은?

① 2차 구조는 1차 구조가 결정한다.
② 2차 구조가 3차 구조를 결정하는데 중요한 역할을 한다.
③ 단백질의 native form은 대부분의 경우 random coil form보다 열역학적으로 더욱 안정한 form이다.
④ tyrosine이나 histidine이 있는 자리는 polypeptide chain의 경우 turn을 만들 가능성이 높다.

정답 161. ③ 162. ① 163. ④ 164. ①

165 다음은 Protein sequencing에 관한 설명이다. DNFB 처리 및 total 가수분해를 통해 알 수 있는 것은?

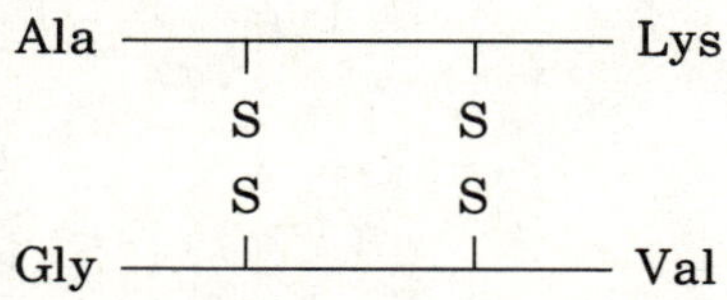

① -S-S-bond가 2개이다.
② polypeptide chain이 2개이다.
③ C-terminal이 lysine과 valine이다.
④ N-terminal이 alanine과 lysine이다.
⑤ polypeptide chain의 전체 amino acid sequence를 알 수 있다.

166 다음 중 단백질 합성 개시의 순서를 쓰라.

[A] 30s rRNA와 f-met-tRNA와의 결합
[B] initiation factor의 결성
[C] mRNA의 결성
[D] 50s RNA의 결성

① a-b-c-d ② b-c-a-d
③ a-c-d-b ④ a-d-c-b
⑤ d-c-b-a

167 다음 아미노산 중 지방족 수산기를 가지는 것은?

① proline ② tyrosine
③ serine ④ phenylalanine
⑤ valine

정답 165. ② 166. ⑤ 167. ③

168 Electrostatic repulsion 때문에 α-Helix구조를 불안정하게 만들 수 있는 아미노산은?

① Ala ② Cys ③ Lys
④ Met ⑤ Gly

169 β-Turn 구조에서 흔히 발견되는 아미노산은?

① Ala ② Met ③ Phe
④ Pro ⑤ Val

170 Ketogenic 아미노산으로 분류되는 것은?

① Ala ② Val ③ Leu
④ Phe ⑤ Ser

171 Lysine 혹은 arginine의 Carboxy side 펩타이드 본드를 가수분해하는 효소는?

① chymotrypsin ② thrombin
③ trypsin ④ pepsin
⑤ carboxypeptidase

172 다음 중 단백질 내에서 발견되지 않는 아미노산들로만 짝지어진 것은?

[A] : Histidine	[B] : Citrulline
[C] : Serotonin	[D] : Proline
[E] : Alanine	

① A, B ② B, C ③ C, D
④ D, E ⑤ A, E

정답 168. ③ 169. ④ 170. ③ 171. ③ 172. ②

173 단백질이 고차구조를 형성할 때 필요한 결합으로 짝지워진 것은?

[A] : Hydrogen bond
[B] : Electrostatic interaction
[C] : Covalent bond
[D] : Hydrophobic interaction
[E] : van der Waals interaction

① A, B, C ② B, C, D ③ C, D, E
④ A, C, D ⑤ A, D, E

174 pH가 등전점보다 낮을 때, 단백질의 전하는 어떠한가?

① 음전하를 띤다.
② 양전하를 띤다.
③ 개개의 아미노산의 pKa에 따라 다르다.
④ 단백질을 구성하는 아미노산에 따라 다르다.
⑤ 포함된 아미노기나 카르복실기에 따라 다르다.

175 다음의 단백질 중 alpha-helix 구조만으로 이루어져 있는 것은?

① Collagen, Chymotrypsin ② Fibroin, cytochrome c
③ Collagen, myoglobin ④ Myoglobin, α-keratin
⑤ α-Keratin, RNase

176 다음 중 pH 7에서 positive charge를 띄는 아미노산으로만 짝지어진 것은?

① Alanine, Lysine ② Lysine, Histidine
③ Histidine, Glycine ④ Glycine, Glutamic acid
⑤ Glutamic acid, Arginine

정답
173. ⑤ 174. ② 175. ④ 177. ②

※ [문 177~178] 아래 각 문항에 대하여 가장 가능성이 있는 성분을 각 문항마다 요구하는 수만큼 답가지 (1-12) 중에서 하나씩 고르시오.

[A] : glycine	[B] : alanine
[C] : serine	[D] : threonine
[E] : tyrosine	[F] : glutamic acid
[G] : lysine	[H] : valine
[I] : tryptophan	[J] : arginine
[K] : histidine	[L] : isoleucine

177 pH 7.0에서 화학반응기가 (+) 전하를 나타내는 아미노산 성분을 세 가지 고르시오.

178 아미노산 중에서 구조적으로 가장 간단하고 polarity를 갖지 않는 성분으로 단순한 구조로 인하여 단백질 내의 β-turn 구조에서 가장 많이 나타나는 아미노산을 한 가지 고르시오.

179 alpha-helix 형성을 방해하는 아미노산은?

① proline
② serine
③ methionine
④ histidine
⑤ arginine

180 sickle cell anemia 환자의 hemoglobin인 hemoglobin S에서 정상 hemoglobin A의 β6위치의 glutamate가 어떤 아미노산으로 돌연변이가 일어나는가?

① lysine
② threonine
③ asparagine
④ phenylalanine
⑤ valine

정답 177. [G], [J], [K] 178. [A] 179. ① 180. ⑤

181 2,3-bisphosphoglycerate (BPG)에 대한 아래의 설명 중 옳지 않은 것은?

① Hemoglobin의 heme 그룹으로부터 멀리 떨어진 부위에 결합한다.
② 성인에 비해 태아의 hemoglobin에 대한 결합력이 낮다.
③ 산소에 대한 hemoglobin의 결합력을 증가시키는 작용을 한다.
④ 일종의 allosteric modulator이다.
⑤ 일반적으로 적혈구에서 추출한 hemoglobin과 결합되어 있다.

182 근육이 수축할 때, ATP 가수분해에 의해 생성된 에너지가 주로 사용되는 작용은 무엇인가?

① actin의 conformation 변화
② myosin 의 conformation 변화
③ myofibrils의 구조 변화
④ sarcoplasmic reticulum의 구조 변화
⑤ Z disc의 구조 변화

183 괴혈병 (Scurvy)은 collagen 단백질에 어떤 문제점이 생겼기 때문에 나타나는 질병인가?

① proline과 lysine 잔기의 hydroxylation이 감소되어 단백질의 stability가 저하되었기 때문이다.
② collagen helix가 right-handed로부터 left-handed triple supercoil로 구조적인 전환이 되었기 때문이다.
③ glycosylation이 증가되어 단백질의 stability가 저하되었기 때문이다.
④ Shiff base crosslink가 증가되었기 때문이다.
⑤ Collagen을 이루는 아미노산들 중 proline과 lysine 잔기들이 glycine잔기로 치환되었기 때문이다.

정답
181. ③　182. ②　183. ①

184 다음에 제시된 immunoglobulin G (IgG) 분자의 각 부분들 중에서 특이적인 항원과의 결합에 관련되지 않은 것은?

① Fab
② Fc
③ Heavy chain
④ Light chain
⑤ Variable domain

185 다음 중 단백질의 post-translational glycosylation을 특이적으로 억제시키는 작용을 하는 물질은?

① chloramphenicol
② cycloheximide
③ puromycin
④ streptomycin
⑤ tunicamycin

186 다음 중 NH_4^+로부터 urea를 생성시키는 urea cycle과 관련이 없는 것은?

① aspartate
② ATP
③ carbamoyl phosphate
④ malate
⑤ ornithine

187 cholera toxin에 의한 변형되는 단백질은?

① APP
② G-protein
③ prion protein
④ heat shock protein
⑤ hemoglobin

정답 184. ② 185. ⑤ 186. ④ 187. ②

188 glutathione의 생체 기능으로 적절한 것은?

① 적혈구 보호 작용
② ATP 생성
③ glycosylation
④ 단백질 분해 작용
⑤ 단백질 인산화 작용

189 Peptide의 N-terminal amino acid를 확인하는 데 사용 할 수 있는 시약은?

① cyanogen bromide
② thrombin
③ piperidine
④ hydroxylamine
⑤ phenyl isothiocyanate

190 분해시에 glutamate로 전환되지 않는 아미노산은?

① arginine
② histidine
③ asparagine
④ proline
⑤ 모두 아니다.

191 췌장에서 분비되는 단백질 분해효소에 대한 설명으로 옳지 않는 것은?

① chymotrypsinogen이 생성된다.
② procarboxypeptidase가 생성된다.
③ trypsinogen이 생성된다
④ 전구체 형태로 분비된다.
⑤ 전구체 형태로 분비되지 않아도 급성췌장염을 유발하지 않는다.

정답 188. ① 189. ⑤ 190. ③ 191. ⑤

192 Epinephrine의 합성에 사용되는 아미노산은?

① Tryptophan
② Arginine
③ Cysteine
④ Tyrosine
⑤ Alanine

193 단백질 분리를 위한 양이온 교환 chromatography에서 양이온이 결합하는 물질은?

① carboxymethyl group
② diethylaminoethyl group
③ cyanogen
④ glucose
⑤ zinc ion

정답 192. ④ 193. ①

Chapter 05

Lipids

001 지방산생합성의 기본 단위 물질은?

① Mevalonic acid
② Succinyl-CoA
③ malonyl-CoA
④ Acetoacetic acid
⑤ Acetyl-CoA

002 장에 있어서의 Triglyceride 흡수에 관한 일반적인 개념은?

① 흡수될 수 있는 지방산으로 완전 가수 분해 되어야 한다.
② 장점막의 대사적 활성과는 관련성이 없다.
③ 담즙 없이는 triglyceride는 가수 분해 되지 않는다.
④ 부분적으로 가수분해된 지방산, monoglyceride, diglyceride 및 일부 미분해 triglyceride 등이 흡수된다.
⑤ 흡수에 중요한 역할을 담당하는 bile acid는 cholesterol ester 형태로 분비된다.

003 췌장액 중의 Lipase는?

① Triglyceride의 2-ester 결합만을 특이적으로 가수 분해시킨다.
② 2-monoglyceride를 glycerol과 지방산으로 가수 분해시킨다.
③ Triglyceride의 1,3-ester 결합만을 특이적으로 가수 분해시킨다.
④ Triglyceride를 glycerol과 지방산으로 일시에 완전 가수 분해시킨다.
⑤ Triglyceride의 2, 3-ester 결합만을 특이적으로 가수 분해시킨다.

정답 1. ③ 2. ④ 3.③

004 Lecithin은 lecithinase A로 분해되어 지방산 일분자가 유리되어 무엇이 되는가?

① Phosphatidic acid가 된다.
② Lysolecithin이 된다.
③ Choline이 된다.
④ Glyceryl phosphory choline이 된다.
⑤ Isolecithin이 된다.

005 인체 내에서 생합성되지 못하는 지방산은?

① Linoleic acid
② Oleic acid
③ Stearic acid
④ Palmitic acid
⑤ Myristic acid

006 췌장액 중의 lipase는?

① Phospholipase이다.
② Dehydrogenase이다.
③ Racemase이다.
④ Esterase이다.
⑤ Lecithinase이다.

007 Cholesterol이 bile acid로 변하는 과정에서는?

① Cholesterol이 glycine 또는 taurine과 결합된 다음에 변화된다.
② 측쇄의 산화가 일어난 다음에 steroid 핵의 수산화가 된다.
③ Steroid 핵의 수산화가 일어난 다음에 측쇄가 산화분해 된다.
④ Coprostanol이 중간물질이다.
⑤ Steroid 핵의 인산화가 일어난 다음에 측쇄가 산화된다.

정답 4. ② 5. ① 6. ④ 7. ③

008 Ketosis가 되는 것은?

① Glucose의 이용이 증가하기 때문이다.
② 지방대사가 저하되기 때문이다
③ Acetyl-CoA의 생산 부족 때문이다.
④ Acetyl-CoA의 생산 과잉 때문이다.
⑤ Acetyl-CoA의 생산 정도와는 무관하다.

009 glyceride 분해에 있어서 Lipase의 작용 중 옳은 것은?

① α 및 $\acute{\alpha}$ (1 및 3)위에 동시에 작용하여 지방산을 유리시킨다.
② α, β(1, 2)위를 동시에 작용하여 지방산을 유리시킨다.
③ $\acute{\alpha}$, β(3, 2)위를 동시에 작용하여 지방산을 유리시킨다.
④ β(2)위에 먼저 작용하여 지방산을 유리시킨다.
⑤ α, β, $\acute{\alpha}$ (1, 2, 3)위 모두에 동시에 작용하여 지방산을 유리시킨다.

010 Phospholipid인 cephalin의 성분인 것은?

① Ethanolamine
② Galactose
③ Inositol
④ Choline
⑤ Cerebroside

011 지방산의 β-oxidation은 4종의 효소가 관여하는 일련의 반응으로 진행된다. 이 반응에 관여하는 효소의 작용 순서는?

① Acyldehydrogenase, Thiolase, Enoyl hydratase, β-Hydroxyacyl dehydrogenase.
② Acyldehydrogenase, Enoyl hydratase, dehydrogenase, Thiolase.

정답 8. ④ 9. ① 10. ① 11. ②

③ Acyldehydrogenase, β-Hydroxyacyl dehydrogenase, Thiolase, Enoyl hydratase.

④ Acyldehydrogenase, Enoyl hydratase, Thiolase, β-Hydroxyacyl dehydrogenase.

⑤ Acyldehydrogenase, Thiolase, β-Hydroxyacyl dehydrogenase, Enoyl hydratase.

012 고급포화지방산에 관하여 옳은 것은?

① 9번과 10번 탄소 사이에 2중결합이 있다.
② 천연산은 대개가 탄소수가 홀수이다.
③ 탄소수가 많을수록 융점이 낮아진다.
④ 탄소수가 많을수록 비점이 높다.
⑤ 천연고급포화지방산은 모두 필수지방산이다.

013 다음 화합물 중 phospholipid가 아닌 것은?

① Sphingomyelin
② Cerebroside
③ Lecithin
④ Cephalin
⑤ Cardiolipin

014 Linoleic acid를 접촉환원 시킬 때 생성되는 포화지방산은?

① Palmitoic acid
② Linolenic acid
③ Palmitic acid
④ Stearic acid
⑤ Lauric acid

정답 12. ④ 13. ② 14. ④

015 Lecithin의 성분인 Choline을 β-Ethanolamine으로 바꾼 것은?

① Cephalin이다.
② Cerebroside이다.
③ Sphingomyelin이다.
④ Plasmalogen이다.
⑤ Cardiolipin이다.

016 Cholestanol에 관하여 옳지 않은 것은?

① 광학적 활성체이다.
② 불포화기를 가지고 있다.
③ A/B trans configuration이다.
④ Alcohol의 일종이다.
⑤ 4개의 ring 구조를 포함하고 있다.

017 Desoxycholic acid와 chenodesoxycholic acid는 화학적 이성체이다. 상이점은?

① 입체이성체이다.
② 2중결합의 위치가 다른 이성체이다.
③ A, B환의 결합양식이 다른 이성체이다.
④ 수산기의 결합위치가 다른 이성체이다.
⑤ 카르복실기의 결합위치가 다른 이성체이다.

018 Estrogen과 androgen의 화학구조로써 옳은 것은?

① Estrogen은 방향족 A환을 가지고 있다.
② Androgen은 방향족 A환을 가지고 있다.
③ Estrogen은 탄소수 21개의 Steroid 화합물이다.
④ Androgen은 Phenol성 수산기를 가지고 있다.
⑤ Androgen은 방향족 B환을 가지고 있다.

정답

15. ① 16. ② 17. ④ 18. ①

019 Steroid 화합물의 10번 탄소에 결합된 methyl 기는?

① 화학적으로 활성이 크다.
② Ergosterol에서는 methylene 기로 바뀌어 있다.
③ 5번 위치 치환기의 배치를 결정하기 위한 대조위치이다.
④ Progesterone에는 methyl기가 없다.
⑤ Estradiol에는 methyl기가 있다.

020 포유동물에서 bile acid는 일반적으로 어떤 상태로 존재하는가?

① 유리상태로 들어 있다.
② Glycine 또는 taurine과 결합된 상태로 들어 있다.
③ 각종 amino acid와 결합된 형태로 들어 있다.
④ Cholesterol ester형태로 들어 있다.
⑤ Phospholipid 단일막으로 감싸여 있다.

021 Prostaglandin의 생합성에 이용되는 지방산은?

① stearic acid ② oleic acid
③ Arachidonic acid ④ Palmitic acid
⑤ Linoleic acid

022 Prostaglandin에 관한 설명으로 옳은 것은?

① 정낭에서만이 검출된다. ② 폐장에서만이 검출된다.
③ 신장에서만이 검출된다. ④ 거의 모든 조직에서 검출된다.
⑤ 모든 prostaglandin들은 혈관을 확장시킨다.

정답 19. ③ 20. ② 21. ③ 22. ④

023 Prostaglandin의 구조와 관계되지 않는 것은?

① C-20의 지방산유도체이다.
② Cyclopentane 환을 가진다.
③ 2중결합을 가진다.
④ C-18의 지방산유도체이다.
⑤ Arachidonic acid로부터 생합성된다.

※ [문 24~26] 에 있어서는 [A]~[E]항과 ①~⑤항에 관계 있는 것끼리 서로 짝지어라.

024 다음 사항 중 서로 관계있는 것끼리 짝지으면?

[A] : Glycerol, Fatty acid, Fatty aldehyde, Phosphoric acid, Choline.
[B] : Glycerol, Fatty acid, Phosphoric acid.
[C] : Glycerol, Fatty acid, Choline, Phosphoric acid.
[D] : Sphingosine, Fatty acid, Galactose.
[E] : Sphingosine, Fatty acid, Phosphoric acid, Choline.

① Plasmalogen
② Phosphatidic acid
③ Cerebroside
④ Lecithin
⑤ Sphingomyelin

025 다음 사항 중 서로 관계 있는 것끼리 짝지으면?

[A] : Sphingosine
[B] : Lecithin
[C] : Cephalin
[D] : Phosphatidyl inositol
[E] : S-adenosyl methionine

① CTP, Phosphoethanolamine 및 diglyceride로서 합성된다.
② Palmitic aldehyde와 serine으로 합성된다.
③ Diglyceride와 CDP-choline으로 합성된다.
④ Lecithin 합성에 필요하다.
⑤ CDP-diglyceride에서 합성된다.

정답 23. ④ 24. ①-A, ②-B, ③-D, ④-C, ⑤-E 25. ①-C, ②-A, ③-B, ④-E, ⑤-D

026 다음 사항 중 서로 관계있는 것끼리 짝지으면?

> [A] : Lecithin
> [B] : Cephalin
> [C] : Cerebroside
> [D] : Plasmalogens
> [E] : Gangliosides

① Ethanolamine
② α-β 불포화 ether 결합
③ Choline
④ N-acetyl neuraminic acid
⑤ Sphingosine

027 다음 [A]~[D]항은 cholesterol에 관한 기술이다. 옳게 설명한 조항을 ①~④ 항에서 선택하여라.

> [A] : 내인적 cholesterol은 acetyl-CoA에서 합성된다.
> [B] : 장내 cholesterol의 흡수는 담즙산염에 의해서 이루어진다.
> [C] : 간은 주요한 cholesterol 생합성기관이다.
> [D] : Cholesterol이 지방산과 ester화 되면 소수성이 증가한다.

① [A]와 [B]
② [A], [B], [C] 및 [D] 모두 옳다.
③ [D]만이
④ [A], [B] 및 [D]
⑤ [B], [C] 및 [D]만이 옳다.

028 다음은 지방산 생합성에 관한 기술이다. 옳게 설명한 조항을 ①~④ 항에서 선택하여라.

> [A] : Mitochondria 계 지방산 합성에는 ACP가 관여하지 않는다.
> [B] : Cytoplasm 계 지방산 합성에는 ACP가 관여한다.
> [C] : Mitochondria 계 지방산 합성에는 ACP가 관여한다.
> [D] : Cytoplasm 계 지방산 합성에는 ACP가 관여하지 않는다.

① [A]와 [B]만이 옳다.
② [A], [B], [C] 및 [D] 모두 옳다.
③ [D]만이 옳다.
④ [A], [B] 및 [D]만이 옳다.
⑤ [B], [C] 및 [D]만이 옳다.

정답 26. ①-B, ②-E, ③-A, ④-E, ⑤-C　27. ②　28. ①

029 다음 [A]~[D]항은 Cholesterol에 관한 기술이다. 옳은 것을 ①~④ 항에서 선택하여라.

> [A] : A환이 방향핵으로 환원되어 부신피질 hormone으로 된다.
> [B] : C-20번과 22번 사이에서 side chain이 절단되어 progesterone이 된다.
> [C] : C-19번과 20번 사이에서 side chain이 절단되어 남성 hormone이 된다.
> [D] : 7α- hydroxycholesterol이 되며, 이것은 담즙산의 선구물질이다.

① [A]와 [C]가 옳다.
② [A] 및 [D]가 옳다.
③ [B] 및 [D]가 옳다.
④ [B] 및 [C]가 옳다.
⑤ [B], [C] 및 [D]만이 옳다.

030 다음 [A]~[D]항은 지방산대사에 관한 기술이다. 옳은 조항을 ①~④ 항에서 선택하여라.

> [A] : 지방산 대사는 당대사와 밀접한 관계가 있다.
> [B] : 지방산의 산화는 해당작용의 영향을 받는다.
> [C] : 지방산의 생합성의 당의 산화와 관련성이 없다.
> [D] : 지방산의 생합성에 NADPH는 필요하지 않다.

① [A]와 [C]가 옳다.
② [A]와 [B]가 옳다.
③ [B]와 [C]가 옳다.
④ [B]와 [D]가 옳다.
⑤ [A]와 [D]가 옳다.

031 다음 [A]~[D]항은 지방산의 β- oxidation에 관한 기술이다. 이 기술 중 옳은 사항을 ①~④ 항 중에서 선택하여라.

> [A] : Acyl-CoA가 FAD 관여효소로 탈수소 되어, α, β불포화 acyl-CoA가 된다.
> [B] : 불포화 acyl-CoA는 hydratase로 β-hydroxy acyl-CoA가 된다.
> [C] : β-Hydroxy acyl-CoA는 NAD가 관여하는 탈수소반응으로 β-keto acyl -CoA가 된다.
> [D] : β-Keto acyl-CoA가 분해 되어 초산과 지방산으로 된다.

정답 29. ③ 30. ② 31. ④

① [D]만이 옳다.
② [A], [B] 및 [C]가 옳다.
③ [A]와 [D]가 옳다
④ [A], [B], [C] 및 [D] 모두 옳다.
⑤ [B], [C] 및 [D]만이 옳다.

032 다음 [A], [B] 2개 사항에 관하여 옳은 것을 ①~③ 항에서 선택하여라.

> [A] : 인체담즙 중 Glycine과 결합한 답즙산
> [B] : 인체담즙 중 Taurine과 결합한 답즙산

① [A]가 [B]보다 많다.
② [B]가 [A]보다 많다.
③ [A]가 B]가 같거나, 거의 비슷하다.

033 다음 [A], [B] 2개 사항에 관하여 옳은 것을 ①~③ 항에서 선택하여라.

> [A] : Globulin에 결합된 NEFA(nonesterified fatty acid)
> [B] : Albumin에 결합된 UEFA(unesterified fatty acid)

① [A]가 [B]보다 많다.
② [B]가 [A]보다 많다.
③ [A]가 [B]가 같거나, 거의 비슷하다.

034 다음 [A], [B] 2개 사항에 관하여 옳은 것을 ①~③ 항에서 선택하여라.

> [A] : α-Lipoprotein에 함유된 Lipid 량
> [B] : β-Lipoprotein에 함유된 Lipid 량

① [A]가 [B]보다 크다.
② [B]가 [A]보다 크다.
③ [A]가 [B]가 같거나, 비슷하다.

정답 32. ①　33. ②　34. ②

035 다음 [A], [B] 2개 사항에 관하여 옳은 것을 ①~③ 항에서 선택하여라.

[A] : Oleic acid의 2중결합수 [B] : Linolenic acid의 2중결합수

① [A]가 [B]보다 크다. ② [B]가 [A]보다 크다.
③ [A]가 [B]가 같다.

036 다음 [A], [B] 2개 사항에 관하여 옳은 것을 ①~③항에서 선택하여라.

[A] : 혈장 중의 유리지방 농도
[B] : 혈액 중의 단백질과 결합된 지방농도

① [A]가 [B]보다 크다. ② [B]가 [A]보다 크다.
③ [A]가 [B]가 같거나, 비슷하다.

037 2다음 [A]~[D] 4개 사항에 관하여 옳은 것을 ①~④항에서 선택하여라.

[A] : 불포화기 1개를 가진 천연산지방산의 2중결합은 2번과 3번 탄소 사이에 있다.
[B] : 가장 흔한 천연산지방산은 arachidonic acid이다.
[C] : 불포화기 1개를 가진 가장 흔한 천연지방산은 oleic acid이다.
[D] : 불포화지방산은 일반적으로 상온에서 고체이다.

① [C]만이 옳다. ② [A]와 [B]가 옳다.
③ [C]와 [D]가 옳다 ④ [A], [C] 및 [D]가 옳다.
⑤ [B], [C] 및 [D]만이 옳다.

038 다음 [A], [B] 항에 관하여 옳은 것을 ①~③항에서 선택하여라.

[A] : Linoleic acid의 탄소수
[B] : Arachidonic acid의 탄소수

① [A]가 [B]보다 크다. ② [B]가 [A]보다 크다.
③ [A]가 [B]가 비슷하거나 같다.

정답 35. ② 36. ② 37. ① 38. ②

039 다음 [A], [B] 항에 관하여 옳은 것을 ①~③항에서 선택하여라.

> [A] : Lecithin 1 mole 중의 glycerol의 mole 수
> [B] : Cerebroside 1 mole 중의 glycerol의 mole 수

① [A]가 [B]보다 크다. ② [B]가 [A]보다 크다.
③ [A]가 [B]가 같다.

※ [문 40~47] 에 있어서는 ①~④항에서 정답을 골라 ( )속에 써 넣어라.

040 Lecithin의 2번 탄소의 ester 결합이 가수 분해된 것을 ( )이라 한다.

① Lysolecithin ② Lysophospholipase ③ Lanosterol
④ Lithocholic acid ⑤ Isolecithin

041 Cerebroside는 지방산, 당 및 ( )으로 구성되어 있다.

① Ergosterol ② Sphingosine ③ Lecithin
④ Phosphatidyl inositol ⑤ Glycerol

042 Lecithin은 glycerol, fatty acid, phosphoric acid 및 ( )로서 구성되어 있다.

① Cholic acid ② Cholanic acid ③ Choline
④ Mevalonic acid ⑤ Ethanolamine

043 Neutral fat를 완전 가수 분해하면 1분자의 glycerol과 ( )분자의 fatty acid를 얻는다.

① 1분자 ② 2분자 ③ 3분자
④ 4분자 ⑤ 6분자

정답 39. ① 40. ① 41. ② 42. ③ 43. ③

044 혈장 중에 들어 있는 유리지방산은 주로 (　)과 결합되어 있다.

① Albumin　② Globulin
③ Glycine　④ Taurine
⑤ Thrombin

045 다음 효소 [A]~[E] 들과 관계 있는 것을 ①~⑤항의 (　) 속에 그 기호를 써 넣어라.

[A] : Acyl CoA dehydrogenase
[B] : Enoyl dehydratase
[C] : β-hyodxyacyl CoA dehydrogenase
[D] : Thiolase
[E] : Thiokinase

① β-ketoacyl CoA를 acetyl-CoA와 탄소수가 2개 줄은 acyl-CoA로 분해한다. (　)
② CoA와 ATP에 의하여 지방산을 CoA 유도체로 만드는 반응을 촉매한다.
③ α, β 불포화 acyl CoA의 가역적 수화반응을 촉매한다. (　)
④ β-hyodxyacyl CoA를 β-ketoacyl-CoA로 변화시키는 반응을 촉매하며, NAD를 필요로 하는 효소이다. (　)
⑤ α, β 불포화 acyl CoA 유도체를 형성하는 반응을 촉매하여 FAD를 함유한 효소이다. (　)

046 지방산으로부터 acetoacetic acid가 형성되는 조직은 (　)이다.

① 지방조직　② 간　③ 신장
④ 근육　⑤ 허파

정답 44. ①　45. ①-D, ②-E, ③-B, ④-C, ⑤-A　46. ②

047 Lecithin의 성분이 아닌 것은?

① Fatty acid
② phosphoric acid
③ Sphingosine
④ Choline
⑤ Glycerol

048 Bile acid는 보통 어떤 상태로 존재하는가?

① 유리상태로
② Cholesterol ester 형태로
③ 수용성 amides와 결합하여
④ Glycine이나 taurine과 결합하여
⑤ Phospholipid 단일막으로 감싸인 형태로

049 Digitonide가 되어 침전되는 것은?

① Palmitic acid
② Cholesterol
③ Glucose
④ Glycerol
⑤ Prostaglandin

050 Cytoplasmic system에서의 지방생합성에 필요하지 않은 것은?

① CO_2
② Mn^{++}
③ Biotin
④ Catalase
⑤ Malonyl-CoA

051 피하조직 중에 존재한 지방은 주로 무엇인가?

① Monoglyceride
② Diglyceride
③ Triglyceride
④ Compound lipids
⑤ Phospholipid

정답 47. ③ 48. ④ 49. ② 50. ④ 51. ③

052 혈청 청정 작용을 가진 효소는?

① Lipoprotein lipase ② Pancreatic lipase
③ Heparin ④ Cholesterol esterase
⑤ Phospholipase

053 지방산의 생합성에 이용되는 NADPH의 근원은?

① Glycolysis ② Pentose phosphate pathway
③ TCA cycle ④ Oxidative phosphorylation
⑤ 이상 모두

054 $CH_3CH=CHCOOH \rightarrow CH_3CH_2CH_2COOH$에서 hydrogen donor는?

① AMP ② Acetyl-CoA
③ NADPH ④ UDPG
⑤ NADH

055 Acetyl-CoA에 CO_2가 고정되어 생성되는 것은?

① Acetoacetyl-CoA ② Malonyl-CoA
③ Crotonyl-CoA ④ Butyryl-CoA
⑤ Ketoacyl-CoA

056 Lipotropic factor가 아닌 것은?

① Choline ② Lecithin
③ Cholesterol ④ Methionine
⑤ Inositol

정답 52. ① 53. ② 54. ③ 55. ② 56. ③

057 Ketone bodies가 아닌 것은?

① Acetone
② Acetyl CoA
③ Acetoacetic acid
④ β-Hydroxybutyric acid
⑤ 정답 없음

058 Cholesterol biosynthesis의 중간체는?

① Acetone
② Succinic acid
③ β-Hydroxybutyric acid
④ Mevalonic acid
⑤ Malonic aicd

059 Cholic acid가 taurocholate로 되기 위한 활성형은?

① S-adenosyl methionine
② Acetyl-CoA
③ Cholyl-CoA
④ Active sulfate
⑤ Acetoacetyl-CoA

060 Antiketogenic (Ketolytic) substance는?

① Lipoid
② Carbohydrate
③ Corticoid
④ Tryptophan
⑤ Choline

061 인체 내에서 생합성되지 못하는 지방산은?

① Oleic acid
② Linoleic acid
③ Palmitoleic acid
④ Stearic acid
⑤ Palmitic acid

정답 57. ② 58. ④ 59. ③ 60. ② 61. ②

062 다음 중 인지질이 아닌 것은?

① Cerebroside
② Plasmalogen
③ Sphingomyelin
④ Cephalin
⑤ Lecithin

063 지방산 생합성과 지방산 산화의 차이점에 대하여 옳은 것은?

① 생합성은 미토콘드리아에서 진행되며, 산화는 Cytosol에서 진행된다.
② 생합성은 NADH가, 산화에는 FAD가 필요하다.
③ 당뇨병의 경우에는 생합성은 촉진되고, 산화는 저하된다.
④ 지방산 생합성에서 Malonyl-CoA가, 산화에는 Acetyl-CoA가 만들어진다.
⑤ 생합성은 glucagon에 의해 증가하고, 산화는 insulin에 의해 증가한다.

064 정상 대사과정에서의 효소의 배열이 옳은 것은?

① HMG-CoA reductase, HMG-CoA condensing enzyme, mevalonate kinase, phosphomevalonate kinase
② HMG-CoA condensing enzyme, HMG-CoA reductase, mevalonate kinase, phosphomevalonate kinase
③ Phosphomevlonate kinase, mevalonate kinase, HMG-CoA condensing enzyme, HMG-CoA reductase
④ HMG-CoA condensing enzyme, HMG-CoA reductase, phosphomevalonate kinase, mevalonate kinase
⑤ HMG-CoA reductase, HMG-CoA condensing enzyme, phosphomevalonate kinase, mevalonate kinase

정답 62. ① 63. ④ 64. ②

065 지방산 생합성에 쓰이는 Acetyl-CoA는 미토콘드리아에서 다음 중 어느 것에 의해 생성되는가?

① Acetyl-CoA Synthetase
② ATP-citrate lyase
③ Carnitine-acyltransferase
④ Pyruvate dehydrogenase
⑤ Thiolase

066 포유류의 조직 중 축적 지방은 대체로 무엇으로 구성되어 있는가?

① Glycolipids
② Cholesterol esters
③ Cholesterol
④ Phospholipids
⑤ Triglycerides

067 혈장 지방 단백질에 존재하는 triglyceride는 다음 중 어느 것에 의해 가수분해되는가?

① Lipoprotein lipase
② Hormone sensitive lipase
③ Heparine
④ Pancreatic lipase
⑤ Co-Lipase

068 지방산으로부터 acetoacetate 형성의 주요 부위는?

① 간
② 지방조직
③ 장관 점막
④ 신장
⑤ 근육

069 당뇨병의 경우, 지방조직에서 triglyceride의 생합성을 제한하는 인자는?

① NADPH
② Acetyl-CoA
③ Lecithin
④ ATP
⑤ α-Glycerophosphate

정답 65. ④ 66. ⑤ 67. ① 68. ① 69. ⑤

070 다음 반응 중 지방산 산화에 포함되지 않는 것은?

① Fatty acyl-CoA가 FAD를 함유하는 효소에 의해 α, β-불포화 유도체로 탈수소화
② Olefinic fatty acyl 화합물이 β-hydroxy 화합물로 수화
③ β-Ketoacyl 유도체를 얻기 위한 NAD^+ 의존 탈수소화
④ 2개 더 적은 탄소로 acetate와 acyl 유도체를 얻기 위한 β-ketoacyl 화합물의 분해
⑤ 지방산의 산화는 mitochondria와 peroxisome에서 일어난다.

071 세포 내 대사에서 carnitine의 역할은?

① 기수의 탄소를 가진 지방산의 생합성에 필수인자
② 활성화된 지방산의 세포외 이동에 필수인자
③ Oxidosqualene의 환화의 촉매제
④ 활성화된 지방산의 세포내 이동에 필수인자
⑤ 지방산의 산화 중 탈수소반응을 매개하는 촉매제

072 다음 중 Phospholipid가 아닌 것은?

① lecithin
② plasmalogen
③ cephalin
④ sphingomyelin
⑤ cerebroside

073 지방산 생합성을 위한 Acetyl CoA는 Cytosol에서 다음 어느 효소에 의해 생성되는가?

① thiolase
② carnitine-acyltransferase
③ citrate lyase
④ acetyl CoA synthetase
⑤ pyruvate dehydrogenase

정답 70. ④ 71. ④ 72. ⑤ 73. ⑤

074 혈청 리포단백질 중에 존재하는 Triglyceride는 다음의 어느 효소에 의해 가수분해되는가?

① pancreatic lipase
② heparin
③ lipoprotein lipase
④ hormone-sensitive lipase
⑤ co-lipase

075 지방산으로부터 acetoacetate 생성의 주위치는?

① kidney
② muscle
③ adipose tissue
④ liver
⑤ intestinal mucosa

076 다음은 지질에 관한 기술이다. 적당하지 않는 것은?

① 인지질, 당지질, 콜레스테롤은 세포막의 구성성분으로 중요하다.
② diphosphatidyl glycerol은 매독환자 혈청진단에 있어 특이적인 항원이다.
③ 사람 적혈구의 ABO(H)식 혈액형 물질은 sphingo당 지질에 속하는 것이다.
④ 레시틴은 glycerol, 지방산, 인산 및 serine으로 구성된 인지질이다.
⑤ 인지질은 양친매성 화합물이다.

077 Triglyceride나 Cholesterol이 Intestine에서 조직으로의 이동 형태는?

① VLDL
② ILD
③ LDL
④ HDL
⑤ chylomicron

정답 74. ③ 75. ④ 76. ④ 77. ⑤

078 Essential fatty acid는?

① stearic acid
② oleic acid
③ palmitic acid
④ linoleic acid
⑤ arachidic acid

079 Phospholipid인 Cephalin의 성분인 것은?

① inositol
② galactose
③ choline
④ ethanolamine
⑤ sphingol

080 당지질은?

① sphingomyelin
② cerebroside
③ lecithin
④ cephalin
⑤ plasmalogen

081 Carbon 수가 20이고, 이중결합수가 4개인 Unsaturated fatty acid는?

① arachidonic acid
② nervonic acid
③ eicosapentenoic acid
④ prostaglandin
⑤ ricinolic acid

082 다음 지방산의 대사가 일어나는 장소가 올바르게 짝지어진 것은?

① 생합성 : cytosol, 분해 : mitochondria
② 생합성 : mitochondria, 분해 : cytosol
③ 생합성 : mitochondria, 분해 : mitochondria
④ 생합성 : nucleus, 분해 : cytosol
⑤ 생합성 : mitochondria, 분해 : peroxisome

정답 78. ④ 79. ④ 80. ② 81. ① 82. ①

083 다음 중 질병과 관련설이 잘못된 것은?

① Tay-Sachs disease : hexosaminidase A 결핍
② hemolytic anemia : glucose-6-phosphate dehydrogenase 결핍
③ Lesch-Nyhan syndrom : HGPRT 기능 저하
④ multiple sclerosis : cholesterol 축적
⑤ Niemann-Pick disease : sphingomyelinase 결핍

084 불포화지방산의 산화반응에서 일어나는 중요한 반응이 옳게 짝지어진 것은?

① isomerization, condensation
② isomerization, epimerizaton
③ epimerization, hydration
④ hydration, phosphorylation
⑤ hydration, condensation

085 Acetyl CoA에서 CO_2가 고정되어 생성되는 것은?

① acetoacetyl CoA
② malonyl CoA
③ crotonyl CoA
④ butyryl CoA
⑤ hydroxybutyryl CoA

086 다음 중 Essential fatty acid를 하나만 고르시오.

① stearate
② arachidonate
③ linoleate
④ oleate
⑤ palmitate

087 C_{18}이 아닌 화합물을 고르시오.

① stearate
② arachidonate
③ linoleate
④ oleate
⑤ α-linoleate

정답 83. ④ 84. ② 85. ② 86. ③ 87. ②

088 Thromboxane, Prostaglandin, leukotriene의 전구체가 되는 지방산을 고르시오.

① stearate ② arachidonate
③ linoleate ④ oleate
⑤ palmitate

089 다음 중 Phospholipid가 아닌 것은?

① sphingomyelin ② lecithin
③ triacylglycerol ④ cephalin
⑤ cardiolipin

090 다음 중 산화되어 열량원으로 사용될 수 없는 것은?

① cholesterol ② acetyl CoA
③ unsaturated fatty acid ④ glucose
⑤ saturated fatty acid

091 불포화 지방산의 산화와 관련하여 D-β-HO-acyl CoA를 L-β-HO-acyl CoA로 전환시키는 효소의 명칭은?

① racemase ② transferase
③ dehydrogenase ④ mutase
⑤ reductase

092 C16 : 1 : 9의 elongation(+2C)과 desaturation(−2H)의 산물은?

① C18 : 2 : 9, 12 ② C18 : 2 : 6, 9
③ C18 : 2 : 11, 14 ④ C18 : 2 : 8, 11
⑤ 맞는 답이 없다.

정답 88. ② 89. ③ 90. ① 91. ① 92. ④

093 [Triene]/[tetraene]의 비율이 높은 것은 무엇을 의미하는가?

① 혈중 cholesterol이 많다.
② sphingolipidosis이다.
③ 필수지방산 결핍상태이다.
④ 지방간으로써 간경화의 위험이 높다.
⑤ Ketone body의 생성률이 정상상태에 비해 매우 높다.

094 Plasma lipoprotein에 대하여 틀린 설명은?

① hydrophobic lipid의 aqueous environment(수용성 환경)에서의 운반제도이다.
② 지질이중층(lipid bilayer)의 기본구조를 가지고 있으며 모두 간에서 만들어진다.
③ 지질의 소화 흡수와 관련된 plasma lipoprotein은 chylomicron이다.
④ 대체로 [LDL]/[HDL]의 비율이 높을수록 동맥경화증의 발생 위험성이 높은 것으로 나타난다.
⑤ 잘못된 설명이 두 개 있다.

095 Enterohepatic circulation과 관련된 것은?

① HDL
② LDL
③ chylomicron
④ bile
⑤ cholesterol

096 Palmitic acid의 산화와 관계가 가장 먼 것은?

① ATP
② mitochondria
③ carnitine
④ malonyl CoA
⑤ FAD

정답 93. ③ 94. ② 95. ④ 96. ④

097 C18 : 2 ; all cis-9, 12의 Common name은?

① palmitoleate ② linolenate
③ oleate ④ linoleate
⑤ stearate

098 Fatty acid synthesis에서 사용되는 NADPH의 출처를 모두 고르시오.

① malate dehydrogenase ② malic enzyme
③ acyl CoA dehydrogenase ④ pentose phosphate pathway
⑤ oxidative phosphorylation

099 Phospholipid를 모두 고르시오.

① sphingomyelin ② cephalin
③ GM_1 ④ sialic acid
⑤ triacylglycerol

100 어떤 화합물의 부족시에 Respiratory distress syndrome으로 나타낼 수 있는가?

① plasmalogen ② dipalmitoyl lecithin
③ dextran ④ arachidonic acid
⑤ cerebroside

101 Ketone체에 대하여 옳지 않은 설명은?

① acetone, acetoacetic acid, β-hydroxybutyric acid를 총칭한다.
② ketone체는 정상일 때는 혈액 중에 없다.
③ ketone체는 주로 간에서 만들어져 말초조직의 에너지원으로 사용된다.

정답 97. ④ 98. ②,④ 99. ①,②,③ 100. ④ 101. ②

④ ketone체는 당뇨병 등에서 당대사가 장해를 받으면 혈중농도가 높아지는 경우가 있다.
⑤ 모든 ketone체는 acetyl CoA에서 유래한다.

102 다음 기술 중 틀린 것을 모두 고르시오.

① 혈장 lipoprotein 중 저밀도인 것일수록 triglyceride의 함유량이 많다
② chylomicron이나 VLDL 등 크기가 작은 lipoprotein은 주로 지방조직에 중성지방을 공급한다.
③ 가장 밀도가 높은 HDL은 cholesterol을 각 조직으로 공급한다.
④ 지방산에 이중결합이 있으면 기하이성체가 생기며 oleic acid의 경우 9, 10 trans형이다.
⑤ prostaglandin은 arachidonic acid에서 만들어진다.

103 다음 기술 중 맞게 기술 된 것을 모두 고르시오.

① 생체막은 주로 지질과 단백질로 구성되어 있다.
② 생체막이란 형질막을 가리키며 소기관의 막하고는 다르다.
③ 생체막은 표면은 친수성, 내부는 소수성인 성질을 가진다.
④ 생체막 중에 함유되는 당지질은 cerebroside나 ganglioside이다.
⑤ 생체막은 liposome하고 다르게 ion이나 극성을 가리는 물질을 자유롭게 투과시킨다.

104 Carnitine이 관계하는 반응은?

① glycolysis의 glucose-6-phosphate가 생성되는 반응
② TCA cyle에서 isocitrate가 isomerize하는 반응
③ Fatty acid가 mitochondria의 matrix로 들어가는 반응
④ DNA가 mRNA로 transcription되는 반응
⑤ Urea cycle에서 ornithine을 생성하는 반응

정답 102. ②,③ 103. ①,②,③ 104. ③

105 다음 중 ketone body는?

① acetone
② glucose
③ linoleic acid
④ acetyl-CoA
⑤ malonyl-CoA

106 다음 중 ketone body는?

① NAD
② D-hydroxybutyrate
③ phosphatidyl serine
④ gluconic acid
⑤ glucuronic acid

107 다음은 fatty acid β-oxidation의 balanced formula이다. ( )에 적당한 것은?

palmityl-CoA+23O_2+108Pi+108ADP → CoA+108ATP+16CO_2+23(   )

① ADP
② NADP
③ phosphoric acid
④ H_2O
⑤ NADPH

108 Choline을 함유하는 인지질은?

① sphingomyelin
② ethanolamine
③ phosphatidyl inositol
④ cardiolipin
⑤ phosphatidyl serine

정답 105. ① 106. ② 107. ④ 108. ①

109 지방산이 활성화된 후 mitochondria 막을 통과할 때는 어떤 물질과 결합되어 운반되어 지는가?

① cardiolipin
② liposome
③ carnitine
④ biotin
⑤ malate

110 지방산의 β-oxidation이 일어나는 세포 내 소기관은?

① 미이토콘드리아
② 핵
③ 골지체
④ 리포좀
⑤ 소포체

111 Sterol, Fatty acid의 합성에 이용되는 NADPH가 주로 생성되는 생체 내 대사경로는?

① glycolysis
② β-oxidation
③ Pentose phosphate pathway
④ Cori cycle
⑤ glucose-alanine cycle

112 Cholesterol이 전구물질로 작용하여 생합성되는 것과 가장 거리가 먼 것은?

① bile acid
② cortisol
③ vitamin D
④ melanine
⑤ estradiol

정답 109. ③ 110. ① 111. ③ 112. ④

113 Wax에 대한 설명으로 가장 거리가 먼 것은?

① long chain alcohol과 long chain fatty acid의 ester 결합이다.
② 플랑크톤의 주요 저장 에너지원이다.
③ 모발이나 피부를 보호하기 위해 분비되며 물에 젖는 것을 방지한다.
④ long chain fatty acid에는 당이 연결되어 있어 신호전달역할을 한다.
⑤ 일반적으로 녹는점이 triglyceride보다 높다.

114 Bile acid에 대한 설명으로 가장 거리가 먼 것은?

① 간에서 콜레스테롤로부터 합성된다.
② Vit C 결손시 합성이 저하된다.
③ 대부분의 bile acid는 장간순환에 의해 간으로 다시 들어온다.
④ Cholesterol 7α-hydroxylase의 활성을 억제시키면 bile acid합성은 증가한다.
⑤ bile acid는 유해물질의 배설에 작용한다.

115 아스피린은 혈관질환 예방 효과가 있다. 아스피린의 약물 기전과 관계없는 것은?

① 혈소판 응집 및 혈액응고 억제
② cyclooxygenase의 acetylation
③ TXA_2의 생산을 강력하게 저해
④ 세포내 cAMP 증가에 의한 혈소판 응집 증가
⑤ 부작용으로 위 출혈 및 신기능 손상초래

116 Phospholipase A2의 기질과 생성되는 물질을 순서대로 각각 고르면?

가) serine
나) arachidonic acid
다) ethanolamine
라) phospholipid
마) plasmalogen

정답 113. ④ 114. ④ 115. ④ 116. ③

① 가, 나　② 나, 다　③ 라, 나
④ 마, 나　⑤ 라, 가

117 다음 중 ketone body를 모두 고르시오.

가. acetone　나. aldosterone
다. D-β-hydroxybutyrate　라. propionyl-CoA
마. acetyl-CoA

① 가, 나, 다　② 나, 라　③ 가, 다
④ 가, 나, 다, 라, 마　⑤ 라

118 다음 중 세포 내 대사 과정 중 일어날 수 있는 반응은?

① palmitate → arachidonate
② stearate → oleate
③ oleate → linoleate
④ prostaglandin → arachidonate
⑤ leukotriene → arachidonate

119 cholesterol의 전구체를 모두 고르면?

가) acetyl CoA　나) propionyl CoA
다) HMG-CoA　라) mevalonic acid
마) squalene

① 가, 나, 다　② 가, 다, 마
③ 나, 라, 마　④ 다, 라
⑤ 가, 다, 라, 마

정답 117. ③　118. ②　119. ⑤

120 즉시 필요한 연료보다 더 많은 지방산을 함유한 음식을 섭취한 경우 간에서 triglyceride로 바뀌어진다. 이것의 주된 운반수단이 되는 것은?

① chylomicron ② VLDL ③ LDL
④ HDL ⑤ apolipoprotein

121 염증을 유발시키는 화학매개체로 작용하는 것을 모두 고르면?

가) prostaglandin E_2 나) bradykinin
다) histamine 라) platelet activating factor
마) leukotrienes

① 가, 나, 다 ② 가, 다, 마
③ 가, 나, 마 ④ 가, 나, 다, 마
⑤ 가, 나, 다, 라, 마

122 eicosanoid 호르몬류에 속하지 않는 것은?

① leukotriene ② thromboxane ③ prostaglandin
④ histamine ⑤ prostacyclin

123 다음 중 지질과산화에 의해 생성된 물질은?

① malondialdehyde ② thiobarbituric acid
③ linoleic acid ④ arachidonic acid
⑤ glutamine

정답 120. ② 121. ⑤ 122. ④ 123. ①

124 다음 중 동맥경화의 원인 물질은?

① LDL
② HDL
③ glucose
④ glutathione
⑤ glycine

125 Malonate에 의하여 저해를 받는 효소는?

① succinate dehydrogenase
② succinate thiokinase
③ isocitrate dehydrogenase
④ fumarase
⑤ citrate synthase

126 간에서 만들어지며 Triacylglycerol의 함량이 많은 지단백질은?

① chylomicron
② VLDL
③ IDL
④ LDL
⑤ HDL

127 다음 중 Glycolipid에 속하는 것은?

① sphingomyelin
② cephalin
③ plasmalogens
④ cerebroside
⑤ lecithin

128 Prostaglandin 합성 전구체의 생성과 관련이 있는 효소는?

① phospholipase A_1
② phospholipase A_2
③ phospholipase C
④ protein kinase
⑤ diacylglycerol kinase

정답 124. ① 125. ① 126. ① 127. ④ 128. ②

129 다음 중 체내에 축적되어 Tay-Sachs disease를 유발하는 생체 내의 물질은?

① ganglioside ② phosphatidylserine
③ prostaglandin ④ insulin
⑤ ceramide

130 다음 중 20:4에 해당하는 지방산은?

① linolenic acid ② arachidonic acid
③ linoleic acid ④ DHA
⑤ lignoceric acid

131 다음 중 공통점이 적은 것은?

① Lovastatin ② Aspirin ③ Acetaminophen
④ Ibuprofen ⑤ Naproxen

132 다음 중 Cox 효소에 대한 설명으로 옳지 않은 것은?

① Cox-1과 Cox-2가 존재한다.
② 7개의 transmembrane 구조를 갖고 있다.
③ 두 개의 분자가 결합한 Homodimer의 형태로 존재한다.
④ Arachidonic acid를 기질로 사용한다.
⑤ cyclooxygenase 활성과 peroxidase 활성을 갖고 있다.

133 다음 중 각 조직의 cholesterol을 간으로 전달하는 역할(Reverse cholesterol transport)을 하는 Lipoprotein은?

① HDL ② LDL ③ VLDL
④ Chylomicron ⑤ IDL

정답
129. ① 130. ② 131. ① 132. ② 133. ①

134 다음 중 단백질의 상대적 함량이 가장 높은 것은?

① HDL ② LDL ③ VLDL
④ Chylomicron ⑤ IDL

135 다음 중 Apolipoprotein으로써 지방 세포, 심장, 근육 조직 등의 세포에 존재하는 lipoprotein lipase의 효소 활성을 촉진하여 지방산의 흡수를 돕는 것은 무엇인가?

① ABC1 transporter ② ApoB-100 ③ ApoC-I
④ SR-BI ⑤ ApoE

136 다음 중 아래 약물에 대한 설명으로 옳지 않은 것은?

Compactin, Simvastatin, Pravastatin, Lovastatin

① HMG-CoA reductase의 저해제이다.
② 위 약물들은 효소가 mevalonate와 결합하는 것을 저해한다.
③ 간세포에서 콜레스테롤 생합성을 저해한다.
④ HMG 부분과 유사한 구조를 포함하고 있다.
⑤ 혈액 내 콜레스테롤 수치를 낮추는 효과가 있다.

137 포유동물의 필수 지방산은?

① 리놀레산, α-리놀렌산
② 리놀레산, α-리놀렌산, 아라키돈산
③ 모든 불포화지방산
④ 모든 다중 불포화지방산
⑤ 포화지방산

정답 134. ① 135. ③ 136. ② 137. ②

138 생체 화합물 중에서 콜레스테롤로부터 유도되는 물질이 아닌 것은?

① aldosterone ② glucocorticoid
③ cholic acid ④ prostaglandin
⑤ dihydroxycholecalciferol

139 다음 중 지방산의 산화가 일어나는 동물 세포내의 장소는?

① 핵 ② 미토콘드리아
③ 세포질 ④ 골지체
⑤ 리소좀

140 다음 중 Bile acids를 생산하는 주요 조직은?

① 간 ② 담낭
③ 혈관 ④ 소장
⑤ 위

141 다음 중 reverse cholesterol transport에 관계하는 것은?

① LDL ② chylomicron
③ HDL ④ VLDL
⑤ IDL

142 다음 중 statin 계열의 약물에 의해 활성이 저해되는 효소는?

① HMG-CoA reductase ② phenylalanine hydroxylase
③ alanine aminotransferase ④ glutamine dehydrogenase
⑤ acetyl-CoA carboxylase

정답
138. ④ 139. ② 140. ① 141. ③ 142. ①

143 Plasmalogens에 관한 설명으로 틀린 것은?

① Plasmalogens은 세 가지로 분류되는데, 그 중의 한 가지는 Lung surfactant를 구성하는 주요한 성분이다.
② Acyl alcohol이 포함된 ether구조를 한 군데 가지고 있는 인지질이다.
③ PAF(plateltet activating factor)가 이에 속한다.
④ 이 화합물의 대부분은 quaternary ammonium alcohol인 choline을 함유한다.
⑤ 혈장에는 매우 낮은 농도로 존재한다.

144 지방산에 관한 설명이다. 옳은 것으로만 짝지워진 것은?

[A] : chain 길이가 길수록 melting point가 낮아진다.
[B] : 불포화지방산 대부분의 경우 이중결합은 trans configuration을 갖는다.
[C] : 이중결합이 많을수록 melting point가 낮아진다.
[D] : 불포화지방산은 conjugated double bond를 갖는다.
[E] : 막을 이루는 지방은 저장형 지방보다 불포화도가 크다.

① A ② A, B
③ C ④ B, D
⑤ C, E

145 Cholesterol 합성 과정에 관한 설명 중 옳지 않은 것은?

① Cholesterol을 구성하는 27개의 탄소는 모두 acetate로부터 온 것이다.
② HMG-CoA reductase가 cholesterol 생합성과정의 주요 조절 효소이다
③ 3개의 ATP를 소모하면서 mevalonate는 activated isoprene으로 전환된다.
④ 6개의 activated isoprene의 condensation으로 squalene이 형성된다.
⑤ Monooxygenase에 의한 squalene 대사 과정에 2개의 ATP가 소모된다.

정답 143. ① 144. ⑤ 145. ⑤

※ [문 146~147] 아래 각 문항에 대하여 가장 옳은 성분을 답가지 [A]~[L] 중에서 하나씩 고르시오.

[A] : ceramide	[B] : sphingomyelin
[C] : ganglioside	[D] : cardiolipin
[E] : linoleic acid	[F] : linolenic acid
[G] : stearic acid	[H] : estradiol
[I] : testosterone	[J] : prostaglandin
[K] : leukotriene	[L] : menadione

146 매우 복잡한 구조를 갖는 당지질의 일종으로 구조 내에 sialic acid를 포함한다. 세포막을 구성하는 주요 성분으로 특히 뇌에 많이 존재하는 것으로 알려져 있다. 콜레라 독소와 같은 미생물 독소에 대한 수용체로 작용하는 것으로 보고되었으며 분해 효소의 결핍에 의하여 체내에 축적되면 Tay-Sachs disease와 같은 유전 질환이 일어날 수 있다.

147 20개의 탄소로 구성된 eicosanoid의 일종으로 arachidonic acid를 전구체로 하여 cyclooxygenase에 의해서 형성된다. 통증과 발열의 원인이 되는 주요 성분으로 aspirin과 같은 비스테로이드성 항염증제(NSAID)에 의해 생성이 억제된다. Celecoxib는 염증시에 발현이 증가하는 cyclooxygenase 2에 대한 선택적 저해제로 이 성분의 생성을 강력하게 억제하는 것으로 알려져 있다.

148 불포화 지방산인 oleic acid에 대한 설명으로 옳은 것은?

① Palmitate와 동일한 탄소수를 갖는다.
② Arachinonate와 불포화도가 동일하다.
③ 포화지방산인 strearic acid에 불포화반응이 발생하여 만들어 진다.
④ Linoleate와 불포화도가 동일하다.
⑤ 모두 옳지 않다.

정답 146. [C] 147. [J] 148. ③

149 Ketone body에 대한 설명으로 옳은 것은?

① 에너지원으로서의 기능은 없다.
② 주로 근육에서 많이 생성 된다.
③ 과도하게 생성되면 ketosis를 유발한다.
④ 에너지원 섭취가 많을 때 자주 관찰된다.
⑤ 당뇨병 환자에서 관찰되지 않는다.

150 HMG-CoA reductase의 저해제가 아닌 것은?

① Simvastatin
② Pravastatin
③ Lovastatin
④ Allopurinol
⑤ 모두 아니다.

151 다음중 지방산의 특성으로 옳지 않은 것은?

① 지방산은 hydrocarbon의 연쇄 사슬이다.
② 인체는 오메가-3 지방산인 알파 리놀레닌산을 합성할 수 없다.
③ 인체는 대부분의 포화 및 불포화 지방산을 합성할 수 있다.
④ 대부분의 지방산의 탄소수는 홀수이다.
⑤ 모두 옳지 않다.

152 Malonyl CoA에 대한 설명으로 옳지 않은 것은?

① 지방산 합성에 관여 한다.
② Acetyl CoA로부터 만들어 진다
③ 지방산 분해에 관여한다.
④ Acetyl CoA carboxylase에 의해 합성된다.
⑤ 모두 맞다.

정답
149. ③ 150. ④ 151. ④ 152. ③

153 Cholesterol 생합성과 관련이 없는 물질은?

① Acetyl CoA
② Mevalonate
③ Squalene
④ Malonyl CoA
⑤ Lanosterol

정답
153. ④

Chapter 06

Nucleic acids

001 RNA를 가수 분해하면 어떤 물질들이 얻어지는가?

① D-Deoxyribose, cytosine 및 adenine
② D-Ribose, thymine 및 guanine
③ D-Ribose, cytosine, uracil 및 thymine
④ D-Ribose, uracil, adenine, guanine 및 cytosine
⑤ D-Deoxyribose, cytosine, thymine, adenine 및 guanine

002 RNA에는 함유되어 있으나, DNA에는 함유되지 않은 성분은 어느 것인가?

① Cytosine　② Uracil
③ Thymine　④ Adenine
⑤ Guanine

003 DNA에는 함유되어 있으나, RNA에는 함유되지 아니한 성분은 어느 것인가?

① Uracil　② Thymine　③ Cytosine
④ Adenine　⑤ Guanine

정답 1. ④　2. ②　3. ②

004 RNA를 alkali(pH.9)로 가수 분해하면 어떤 물질이 얻어지는가?

① Nucleoside-5'-phosphate
② Adenosine-diphosphate
③ Nucleoside-3', 5'-diphosphate
④ Ribose-3-phosphate
⑤ Nucleoside-2', 3'-cyclic monophosphate

005 Pyrimidine based의 antimetabolite?

① Allantion
② Uric acid
③ 5-Fluoroorotate
④ Thiouracil
⑤ Allopurinol

006 다음 중 핵산의 성분에 해당하는 것은?

① cytidine
② choline
③ citrulline
④ collagen
⑤ creatine

007 다음 중 핵산의 성분이 아닌 것은?

① Adenosine
② Guanosine
③ Uridine
④ Urobiline
⑤ cytosine

정답 4. ⑤ 5. ③ 6. ① 7. ④

008 핵산은 260nm 부분의 흡수 극대에 의하여 검출될 수 있다. 이 영역의 흡수는 핵산 분자 중의 어떤 성분에 기인하는가?

① purine과 pyrimidine ② 단백질
③ phosphate ④ Ribose
⑤ Deoxyribose

009 핵단백질 중에 함유된 단백질의 종류는?

① Albuminoids ② Globulins
③ Protamine 또는 Histone ④ Glycoproteins
⑤ Scleroproteins

010 DNA의 2중나선 구조가 구조적으로 튼튼한 이유는?

① 인접된 purine 염기간의 수소 결합
② purine 염기와 pyrimidine의 염기간의 소수성 결합
③ 인접된 pyrimidine 염기간의 수소 결합
④ purine 염기와 pyrimidine 염기간의 수소 결합
⑤ purine 염기와 pyrimidine 염기간의 이온결합

011 핵산을 완전히 가수 분해했을 때 생기는 것이 아닌 것은?

① Phosphoric acid ② Adenosine
③ Purines ④ Adenine
⑤ 5-carbon sugar

정답
8. ① 9. ③ 10. ④ 11. ②

012 Purine 염기 중의 4개의 질소 원자는 다음 어떤 성분들에 유래되는가?

① Aspartate, glutamine 및 glycine
② Glutamine, ammonia 및 Aspartate
③ Glycine 및 aspartate
④ Ammonia, glycine 및 glutamate
⑤ Urea 및 ammonia

013 Deoxy-UMP를 TMP로 전환시키는 대장균 효소는 어떤 물질을 cofactor로서 요구하는가?

① Tetrahydrofolic acid
② ATP
③ FMN
④ 4-phosphopantothenate
⑤ Biotin

014 5-phosphoribosyl-1-pyrophosphate가 생합성 중간체로 작용하는 것은?

① FAD
② purine nucleotides
③ pyrimidine nucleotides
④ NAD
⑤ 이상 모두 관련이 있다.

015 Inosinic acid는 생체 내에서 다음 예시된 것들 중 어떤 물질에 대한 전구체로서 작용하는가?

① Orotic acid 및 Uridylic acid
② Adenylic acid 및 Guanylic acid
③ Purine 및 Pyrimidine
④ Uracil 및 Thymine
⑤ Uridylic acid 및 Cytidylic acid

정답 12. ① 13. ① 14. ⑤ 15. ②

016 Isotope(동위원소) 추적 실험에 의하면 purine 염기의 각 부분은 다음 예시된 전구물질에서 생합성 되었음이 밝혀졌다. 가장 올바른 것은?

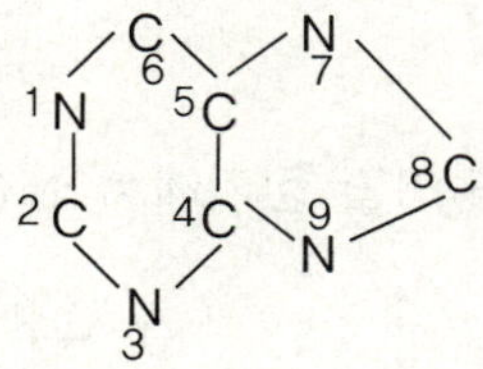

① 7, 8, 9번은 urea에서
② 1, 6, 5번은 glycine에서
③ 3, 9번은 glutamine에서
④ 9번은 aspartate에서
⑤ 3, 4, 5번은 glycine에서

017 Purine에서 Uric acid가 형성되는 과정과 관련된 효소는?

① Adenylic acid deaminase
② Uricase
③ Alinatoinase
④ Urease
⑤ Xanthine oxidase

018 인체에서 Purine 염기의 주된 이화산물은?

① Allantoin
② Urea
③ Ammonia
④ Uric acid
⑤ Hypoxanthine

019 통풍환자와 가장 관련이 깊은 대사 장애라고 볼 수 있는 것은?

① Hypo-uricuria
② Phosphoribosyltransferase의 활성에 대한 feed back control의 파괴로 인한 uric acid의 과잉 생산

정답
16. ③ 17. ⑤ 18. ④ 19. ②

③ Purine의 생산 부족으로 인한 유전 물질의 생산 장애
④ Uric acid의 배설 장애
⑤ Uric acid pool의 축소

020 포유류는 Uric acid를 다음 어떤 장기에서 생산하는가?

① 신장
② 간장
③ 소장
④ 근육
⑤ 간 및 신장

021 다음 사항 중 서로 관계있는 것끼리 짝지어라.

> [A] : Purine
> [B] : Pyrimidine
> [C] : Nucleoside
> [D] : Nucleotide
> [E] : Nucleic acid

① Adenylic acid
② Adenosine
③ Adenine
④ Uracil
⑤ DNA

022 [A]~[D]항 중 옳은 것을 선택하시오.

> [A] : NAD-ase는 NAD → NADP를 촉매한다.
> [B] : NAD-ase는 NAD의 N-glycoside 결합을 분해한다.
> [C] : NAD-ase는 ADP를 분해하여 AMP와 ribose-5-phosphate를 만든다.
> [D] : Nucleotide pyrophosphatase는 NAD를 분해하여 niacin-mono-nucleotide와 AMP를 만든다.

① [A] 및 [B]
② [B] 및 [C]
③ [C] 및 [D]
④ [B] 및 [D]
⑤ [A] 및 [C]

정답
20. ②　　21. ①-D, ②-C, ③-A, ④-B, ⑤-E　　22. ④

023 Thymine에 대한 다음 기술 중 옳은 것은?

[A] : DNA의 구성 성분이다.
[B] : Creatine에서 유래된 methyl기를 가졌다.
[C] : Methylene-tetrahydrofolate에서 유도된 methyl기를 가졌다.
[D] : Thymine의 methyl 기는 thiamine 계 화합물에서 C^1-unit가 전이된 것이다.

① [A] 및 [B]
② [A] 및 [C]
③ [B] 및 [C]
④ [C] 및 [D]
⑤ [A] 및 [D]

024 Orotic acid에 대한 다음 기술 중 옳은 것은?

[A] : 5-phosphoribosyl-1-pyrophosphate와 반응하여 orotidine-5'-phosphate를 생성한다.
[B] : Purine 합성에 이용된다.
[C] : 일련의 효소 반응에 의하여 CTP 및 UTP로 변한다.
[D] : Adenine nucleotide의 생합성 전구체이다.

① [A] 및 [C]
② [B] 및 [D]
③ [A] 및 [D]
④ [C] 및 [D]
⑤ [A] 및 [B]

025 [A]와 [B]를 비교하여 ①~③항에서 맞는 것을 선택하여라.

[A] : Bacteriophage의 protein이 숙주 세포에 들어가는 양
[B] : Bacteriophage의 DNA가 숙주 세포에 들어가는 양

① [A] 〉[B]
② [B] 〉[A]
③ [A] ≑ [B]

정답
23. ② 24. ① 25. ②

026 [A]와 [B]를 비교하여 ①~③항에서 맞는 것을 선택하여라.

> [A] : Orotic acid가 조직 중의 purine에 동화되는 양
> [B] : Orotic acid가 조직 중의 pyrimidine에 동화되는 양

① [A] 〉[B]　　② [B] 〉[A]　　③ [A] ≑ [B]

027 [A]와 [B]를 비교하여 ①~③항에서 맞는 것을 선택하여라.

> [A] : 영장류를 제외한 포유동물들이 배설하는 allantoin의 양
> [B] : 사람의 allantoin 배설량

① [A] 〉[B]　　② [B] 〉[A]　　③ [A] ≑ [B]

028 [A]와 [B]를 비교하여 ①~③항에서 맞는 것을 선택하여라.

> [A] : 조류의 간 중 uricase 활성
> [B] : 영장류를 제외한 포유류의 간 중 uricase 활성

① [A] 〉[B]　　② [B] 〉[A]　　③ [A] ≑ [B]

029 [A]와 [B]를 비교하여 ①~③항에서 맞는 것을 선택하여라.

> [A] : Allopurinol에 의한 xanthine oxidase의 저해
> [B] : Alloxanthine에 의한 xanthine oxidase의 저해

① [A] 〉[B]　　② [B] 〉[A]　　③ [A] ≑ [B]

정답 26. ②　27. ①　28. ③　29. ③

030 [A]와 [B]를 비교하여 ①~③항에서 맞는 것을 선택하여라.

> [A] : 통풍 환자의 uric acid 과잉 생산
> [B] : 통풍 환자의 uric acid 배설 감소량

① [A] 〉 [B]　　② [B] 〉 [A]　　③ [A] ≑ [B]

031 핵산 중에 존재하는 것은?

① Rhamnose　　② β- Galctose
③ Fructofuranose　　④ β- D-ribofuranose
⑤ Glucopyranose

032 핵산 분해 산물이 아닌 것은?

① Adenylic acid　　② Cytidylic acid
③ Uronic acid　　④ Uridylic acid
⑤ Thymidylic acid

033 Nucleoside의 성분이 아닌 것은?

① Phosphoric acid　　② Purine
③ Pentose　　④ Pyrimidine

034 Orotic acid biosynthesis와 관계없는 것은?

① Aspartic acid　　② Oleic acid
③ Carbamyl phosphoric acid　　④ Carbamyl aspartic acid
⑤ Dihydroorotatic acid

정답
30. ①　31. ④　32. ③　33. ①　34. ②

035 Purine 생합성에서 formyl carrier는?

① p-Amino benzoic acid
② Dihydro-orotate
③ Tetrahydrofolic acid
④ Glycineamide ribose-5-phosphate
⑤ Biotin

036 Pyrimidine 생합성의 주요 물질은?

① thiouracil
② carbamoyl phosphate
③ ribose-5-phosphate
④ NADP
⑤ ATP

037 사람에게 있어 Pyrimidine의 중요한 이화대사 산물은?

① urea
② uric acid
③ β-alanine
④ allantoin
⑤ hypoxanthine

038 다음 RNA 중에서 가장 많이 변형된 Base를 포함한 것은?

① mRNA
② rRNA
③ phage RNA
④ tRNA
⑤ 정답없음

039 RNA에서 cDNA를 합성하고자 한다. 어떤 효소에 의해 가능한가?

① Tl nuclease
② RNA polymerase
③ Reverse transcriptase
④ DNA polymerase
⑤ T4 ligase

정답 35. ③ 36. ② 37. ③ 38. ④ 39. ③

040 다음 Transcription에 관련된 것이 아닌 것은?

① TBP
② RNA polymerase
③ TATA box
④ Okazaki fragment
⑤ Promoter

041 Editing function을 가지는 효소는?

① terminal deoxynucleotidyl transferase
② DNA polymerase I
③ aminoacyl tRNA synthetase
④ restriction endonuclease
⑤ Helicase

042 RNA를 알칼리 가수분해하면 어떤 중간물질이 필수적으로 생기는가?

① nucleoside 5'-phosphate
② adenosine diphosphate
③ nucleoside-2',3'-cyclic monophosphate
④ nucleoside 3'-phosphate
⑤ nucleoside-2'-phosphate

043 핵단백질에 해당하는 것은?

① albuiminoids
② globulins
③ protamine, histone
④ scleroproteins
⑤ actin

정답 40. ④ 41. ② 42. ③ 43. ③

044 Polypeptide amino acid 배열은 다음 중 어느 것에 의하여 근본적으로 결정되는가?

① ribosomal protein
② structure of tRNA
③ sequence of DNA
④ availability of amino acid
⑤ sequence of ribosomal RNA

045 포유류 세포의 rRNA는 주로 어느 곳에서 생성되는가?

① endoplasmic reticulum
② nucleolus
③ lysosome
④ polysome
⑤ Golgi apparatus

046 cDNA library를 만드는 데 직접 관여하지 않는 것은?

① DNA dependent DNA polymerase
② DNA dependent RNA polymerase
③ reverse transcriptase
④ restriction endonuclease
⑤ Oligonucleotide primer

047 다음 중 single copy DNA는?

① histone gene
② Alu family sequence
③ tRNA gene
④ satellite DNA
⑤ 해당 항이 없다.

정답 44. ③ 45. ② 46. ② 47. ⑤

048 Chargaff rule이 의미하는 가장 적절한 항은?

① Purine is bigger than pyrimidine
② complementary base pairing
③ stability of bases
④ UV aborption at 260nm
⑤ Stability of DNA double helix

049 Uracil과 Cytosine은?

① purine base ② nucleoside
③ RNA의 구성 성분 ④ complementary base pair
⑤ DNA의 구성 성분

050 핵산에 대해 맞게 기술한 것은?

① 핵산이 자외부(260nm)에 흡수를 가지고 있는 것은 인산 diester 결합에 기인된 것이다.
② 핵산의 골격은 인산과 오탄당 사이의 인산 diester 결합에 의한 것이다.
③ DNA의 경우 열변성은 어떤 온도 부근에서 급격히 일어나며 guanine 함량이 많을수록 열변성 온도(Tm)는 높다.
④ 한 번 완전히 변성된 DNA는 다시 이중나선으로 되돌아오지 않는다.
⑤ 이중나선 구조는 거의 10염기쌍에서 1회전한다.

051 Chromatin에 대해 맞게 기술한 것은?

① 사람의 한 개의 세포 속의 모든 DNA를 연결하면 길이는 약 2m가 된다.
② 사람의 DNA의 길이는 세균의 약 1000배이며, 유전자 수도 같은 정도로 많다.
③ nucleosome은 chromatin의 구조단위로 DNA가 histone 단백질 8량체와 결합하고 있다.

정답 48. ② 49. ③ 50. ②,③,⑤ 51. ①,③,⑤

④ chromatin에 포함되는 단백질은 histone과 비 histone 단백질로 나누어지며 histone 쪽이 종류가 많다.
⑤ chromatin은 DNA가 단백질하고 결합한 것으로 소량의 RNA도 포함한다.

052 DNA의 복제과정에 대해 맞게 기술한 것은?

① 세균 등의 환상 DNA는 한 개의 복제 기점을 가지고 양쪽으로 복제가 시작된다.
② 동물세포의 DNA는 염색체당 한 개의 복제 기점이 있다.
③ 동물세포의 DNA는 직선상으로 이중 사슬의 양끝으로부터 연속적으로 합성된다.
④ Okazaki fragment는 짧은 RNA 사슬에 DNA를 결합시키고 있다.
⑤ 복제가 진행되는 데에 따른 DNA 이중 나선에 생기는 힘은 물리적으로 해소된다.

053 TATA Box의 기능은?

① 지질 생합성 감소
② 유전자 발현조절
③ 세포막 재구성
④ 발열반응 촉진
⑤ 세포사멸 촉진

054 RNA의 구조 중 poly (A)-tail의 역할은?

① 안정성에 직접적인 영향을 준다.
② 복제력에 직접적인 영향을 준다.
③ 복원력에 직접적인 영향을 준다.
④ 분비능에 직접적인 영향을 미친다.
⑤ 서열인식에 직접적인 영향을 미친다.

정답
52. ①,④　53. ②　54. ①

055 Exon에 대한 설명 중 옳은 것은?

① RNA의 5'-end phosphate를 의미한다.
② RNA의 이중 가닥을 의미한다.
③ DNA가 실제로 발현되는 부분을 의미한다.
④ DNA의 promotor부분을 의미한다.
⑤ DNA의 5'-end phosphate를 의미한다.

056 DNA의 열 변성 곡선에서 T_m 값이 높다는 의미는?

① 이중 나선의 구조가 풀렸다는 것을 의미한다.
② A-T의 비율이 높다는 것을 의미한다.
③ G-C의 비율이 높다는 것을 의미한다.
④ A-T와 G-C의 위치가 바뀌었다는 것을 의미한다.
⑤ 정답 없음

057 재조합 DNA 기법에 사용되는 효소 중 특정 4-6 bp의 inverted repeat을 인지하여 DNA를 자르는 효소를 모두 고르라.

① RNAse T1
② HindIII
③ S1 nuclease
④ topoisomerase
⑤ BamHI

058 재조합 DNA 기법 중 유전자의 특수 부위를 수많은 고속 반복단계를 통해 증폭시키는 방법은?

① Western Blot
② PCR
③ Southern Blot
④ ELISA
⑤ Northern Blot

정답
55. ③ 56. ③ 57. ②,⑤ 58. ②

059 다음 중 ribozyme이 아닌 것은?

가. restriction endonuclease
나. trypsin
다. renin
라. L-19 IVS(intervening sequence)
마. acid phosphatase

① 가, 나, 다, 마
② 가, 다
③ 나, 라
④ 라
⑤ 가, 나, 다, 라

※ [문60~63] 다음 문장을 읽고 ( )에 답을 쓰시오.

060 Lesch-Nyhan 증후군은 DNA합성에 관여하는 효소의 결핍에 의하여 Purine base의 과잉 생성에 의한 질환이다. 어떠한 효소의 결핍인가?

( )

061 RNA 중 mRNA의 3'말단에 가지고 있는 구조적인 특징은 무엇인가?

( )

062 tRNA의 3'말단은 아미노산과 결합한다. 이 tRNA의 3'말단의 공통적인 염기 배열은?

( )

063 단백질 합성에 관여하는 RNA는 전사에 의하여 DNA로부터 합성된다. 이 과정에서 성숙된 RNA로 만들어지는 과정은 무엇인가?

( )

정답 59. ① 60. HGPRT 61. Poly A tail 62. ACC 63. RNA splicing

064 피리미딘 뉴클레오타이드의 생합성에 필요한 아미노산은?

① Asp ② Glu
③ Gly ④ Ala
⑤ 이상 모두

065 퓨린 뉴클레오타이드의 생합성에 있어서, 완성된 퓨린환을 가지는 물질로서 제일 처음에 만들어지는 것은?

① AMP ② GMP
③ IMP ④ XMP
⑤ OMP

066 Fluorouracil에 의하여 저해를 받는 효소는?

① thymidylate synthase
② dihydrofolate reductase
③ carbamoyl phosphate synthase
④ ATCase
⑤ CTP synthase

067 DNA polymerase Ⅲ holoenzyme의 작용에 관한 설명 중 틀린 것은?

① 5' → 3' 방향으로 DNA를 합성한다.
② DNA 복제시 primer와 template를 필요로 한다.
③ DNA 복제에서 대부분의 DNA 합성에 관여한다.
④ 복제시 primer를 제거하고 gap을 채워주는 역할을 한다.
⑤ 3' → 5' exonuclease activity에 의한 proofreading의 기능을 가진다.

정답 64. ① 65. ③ 66. ① 67. ④

068 α-amanitin의 작용에 관한 설명이다. 맞는 것은?

① DNA 전사과정의 initiation 단계를 저해한다.
② DNA 전사과정의 elongation 단계를 저해한다.
③ template strand에 결합한다.
④ 단백질 합성의 initiation을 저해한다.
⑤ 단백질 합성의 elongation을 저해한다.

069 DNA strand들의 end를 결합하여 recombinant DNA를 만드는 것은?

① purine과 pyrimidine과의 공유 결합
② restriction endonuclease
③ DNA polymerase
④ radiation probe
⑤ DNA ligase

070 다음의 eukaryotes RNA polymerase 중 18S, 28S 및 5.8S rRNA 유전자 전사에 관여하는 것은?

① RNA polymerase Ⅰ
② RNA polymerase Ⅱ
③ RNA polymerase Ⅲ
④ RNA polymerase Ⅳ
⑤ RNA polymerase Ⅴ

071 유전자 발현 중 enhancer들의 설명으로 옳은 것은?

① 유전자 일시적(temporal) 관리를 조절하는 단백질들
② regulatory DNA sequence
③ RNA polymerase
④ 구조 유전자
⑤ DNA polymerase

정답 68. ①　69. ⑤　70. ①　71. ②

072 세포의 총 RNA 중 80%를 차지하고 있는 가장 많이 발견되는 것은?

① aRNA ② hnRNA
③ mRNA ④ rRNA
⑤ tRNA

073 replication의 과정에서 사용되지 않는 효소는 다음 중 어느 것인가?

① Primase ② Translocase
③ Single-Strand binding protein ④ DNA polymeraseⅢ holoenzyme
⑤ Helicase

074 진핵생물의 유전자 발현 단계 중 번역(translation)은 세포의 어디에서 무엇에 의해 시행되는가?

① 세포질에서 polymerase들에 의해
② 핵에서 RNA polymerase들에 의해
③ 세포질에서 ribosome들에 의해
④ 핵에서 spliceosome에 의해
⑤ 세포질에서 RNA polymerase에 의해

075 Bacteria의 유전자 발현시 주로 조절되는 단계는?

① 전사(transcription)단계
② steroid hormone의 작용을 통해 이루어진다.
③ 번역(translation)단계
④ 번역후(post-translation)단계
⑤ 발현된 단백질의 안정성 유지단계

정답 72. ④ 73. ② 74. ③ 75. ①

076 다음 중 진핵세포의 genome에 대한 설명 중 잘못된 것은?

① Repetitve sequence가 존재한다.
② centromere가 있다.
③ Telomere가 있다.
④ Intron이 존재한다.
⑤ Circular-DNA로만 존재한다.

077 다음 중 histone 단백질에 대한 설명 중 맞지 않은 것은?

① 진핵세포에 있다.
② 원핵세포에 있다.
③ 염기성 아미노산이 풍부하다.
④ 분자량이 서로 다른 여러 가지 종류가 있다.
⑤ 분자량이 11,000-22,000 정도이다.

078 다음 중 대장균의 DNA polymerase에 관한 설명 중 맞지 않는 것은?

① primer가 필요하지 않다.
② template가 필요하다.
③ 여러 종류가 있다.
④ 3'→5' exonuclease 활성이 있다.
⑤ Proofreading 기능이 있다.

079 DNA-directed RNA polymerase에 관한 설명 중 맞지 않은 것은?

① primer가 필요하다.
② 새로 만들어지는 사슬은 5' → 3'으로 생합성 한다.
③ Rifampicin은 bacteria의 DNA-directed RNA polymerase를 저해한다.
④ 5' → 3' exonuclease 활성을 갖는다.
⑤ Cofactor로 Mg^{2+}가 필요하다.

정답 76. ⑤ 77. ② 78. ① 79. ①

080 Reverse transcriptase의 역할은?

① DNA를 template로 하여 RNA를 생합성한다.
② DNA를 template로 하여 DNA를 생합성한다.
③ RNA를 template로 하여 RNA를 생합성한다.
④ RNA를 template로 하여 DNA를 생합성한다.
⑤ RNA를 template로 하여 RNA 또는 DNA를 생합성한다.

081 다음 설명 중 잘못된 것은?

① tRNA에는 unusual base가 많다.
② 20가지의 각각의 아미노산에 대하여 각각 한 개 이상의 tRNA가 있다.
③ tRNA의 5'-말단에 아미노산이 결합한다.
④ Translation은 세포질의 ribosome에서 진행된다.
⑤ mRNA의 5'-AUC-3' codon에 대한 tRNA상의 anticodon은 5'-GAU-3'이다.

082 다음 단백질 생합성에 관한 설명 중 맞지 않는 것은?

① 단백질 생합성시에 C-terminal부터 생성된다.
② translocation시에 GTP가 필요하다.
③ Polysome을 만들어 보다 빠른 생합성을 가능하게 한다.
④ 세포질에서 일어난다.
⑤ mRNA의 5'-AUG-3' codon에 대한 tRNA상의 anticodon은 5'-CAU-3'이다.

083 다음 단백질 생합성 저해제에 관한 설명 중 맞지 않은 것은?

① tetracyclin : bacteria의 ribosome A site blocking
② Chloramphenicol : bacteria의 peptidyl transfer blocking
③ Diphtheria toxin : bacteria의 protein elongation factor의 비활성화

정답
80. ④ 81. ③ 82. ① 83. ①

④ Cycloheximide : 80S eukaryotic ribosome의 peptidyl transferase 저해작용
⑤ Streptomycin : bacteria의 genetic code를 읽어내는 작용을 방해

084 다음의 효소활성 중 replication에 사용되는 것은?

① Gyrase
② DNA polymerase
③ Primase
④ DNA ligase
⑤ 위의 보기 전부

085 Peptide-chain elongation을 포함하는 것이 아닌 것은?

① peptidyl transferase
② GTP
③ Tu, Ts and G factors
④ formylMet-tRNA
⑤ aminoacyl-tRNA

086 polypeptide의 합성을 암호화하는 DNA의 가장 적은 unit는?

① operon
② cistron
③ promoter
④ replicon
⑤ Kozak sequence

087 rho factor의 기능은?

① bind catabolite repressor to the promotor region
② increase the rate of RNA synthesis
③ eliminate the binding of RNA polymerase of the promoter
④ participate in the proper termination of transcript
⑤ increase the rate of translation

정답 84. ⑤ 85. ④ 86. ② 87. ④

088 6탄소의 pyrimidine ring의 두 nitrogens은 다음 중 어디에서 공급되는가?

① glutamate and aspartate.
② glutamate and glutamine.
③ glutamate and carbamoyl phosphate.
④ aspartate and carbamoyl phosphate.
⑤ glutamine and carbamoyl phosphate.

089 DNA ligase에 대한 다음의 설명 중 옳은 것은?

① It introduces superhelical twists
② It connects the ends of two DNA chains
③ It synthesizes RNA primers
④ It unwinds the double helix
⑤ It synthesizes DNA primers

090 Aminoacyl-tRNA의 analogue로서 protein synthesis의 강력한 저해제는?

① streptomycin
② nalidixic acid
③ rifampicin
④ puromycin
⑤ tetracyclin

091 DNA replication 중에서 5'-TpApGpAp-3' 배열의 complementary structures 중 다음 중 옳은 것은?

① 5'-TpCpTpAp-3'
② 5'-ApTpCpTp-3'
③ 5'-UpCpUpAp-3'
④ 5'-GpCpGpAp-3'
⑤ 5'-ApUpCpUp-3'

정답
88. ④ 89. ② 90. ④ 91. ①

092 다음의 단백질 또는 효소들 중 DNA translocation 과정에서 사용되는 것은?

① Primase
② DNA ligase
③ DNA polymerase
④ Translocase
⑤ Single-strand binding protein

093 5-bromouracil이 DNA로 유입(incorporation)되는 것은 구조가 유사하기 때문이다. 5-bromouracil과 유사한 구조를 갖는 것은?

① 4-Methyluracil
② Uridine
③ Thymidine
④ Thymine
⑤ Deoxyuridine 5'-triphosphate

094 Exon에 대한 설명 중 가장 적절한 것은?

① DNA와 primary RNA transcript에는 존재하지만 mature RNA에는 나타나지 않는 sequence이다.
② DNA에는 존재하지 않지만 mature RNA에 갑자기 나타나는 sequence이다.
③ DNA와 primary RNA transcript 그리고 mature RNA 모두에 나타나는 sequence이다.
④ 단백질로 translation되지 않는 sequence이다.
⑤ Primary RNA transcript로 전사되지만, RNA splicing에 의해 잘려나가는 sequence이다.

095 다음 중 DNA의 분석에 주로 이용되는 방법이 아닌 것은?

① agarose gel electrophoresis
② polyacrylamide gel electrophoresis
③ Southern hybridization
④ Western blot
⑤ Restriction mapping

정답 92. ④ 93. ④ 94. ③ 95. ④

096 DNA의 이중 나선 구조에 관한 설명 중 틀린 것은?

① 이중 나선의 내부에는 소수성인 염기가 존재한다.
② pyrimidine인 guanine 과 purine인 cytosine 간에 수소결합이 존재한다.
③ helix의 바깥쪽에 인산이 존재하여 음전하를 띈다.
④ 천연 DNA의 이중 나선에서 1 회전시에 이동되는 거리는 3.4nm이다.
⑤ 이중 나선을 이루는 두 개 DNA strand는 서로 상보적이다.

097 다음 중 messenger RNA만을 특이적으로 분리하기 위한 방법으로 가장 적합한 것은?

① oligo(dT) agarose column chromatography
② immunoblot
③ salt fractionation
④ ion exchange chromatography
⑤ SDS-polyacrylamide gel

098 다음의 DNA 분석 방법과 관련된 사항 중 옳지 않은 것은?

① Agarose를 이용한 전기영동으로 DNA를 크기에 따라 분리할 수 있다.
② DNA를 확인하기 위하여 ethidium bromide로 염색한다.
③ Polyacrylamide는 단백질 분리에만 사용하고 DNA 분리에는 사용하지 못한다.
④ PCR의 방법은 DNA의 특정 부위를 대량으로 증폭하기 위하여 사용된다.
⑤ Frederick Sanger 박사는 DNA의 염기 서열을 결정하는 방법을 개발하였다.

099 DNA 복제시 DNA의 이중 나선을 풀어주는 역할을 하는 효소는?

① DNA polymerase III
② Primase
③ Telomerase
④ DNA polymerase I
⑤ Helicase

정답 96. ② 97. ① 98. ③ 99. ⑤

100 건피성 착색증 환자(Xeroderma Pigmentosum) 는 자외선(UV)에 매우 민감하다. 이에 대한 설명으로 틀린 것은?

① DNA 복제시 돌연변이를 초래할 수 있다.
② DNA 손상 복구에 이상이 있다.
③ UV에 의해 DNA 염기의 알킬화가 일어난다.
④ 유전자 질병의 일종이다.
⑤ 피부암으로 진행될 가능성이 높다.

101 유전자 전사시 RNA polymerase에 의해 인지되어 RNA 합성을 개시할 수 있는 DNA 부위는?

① promoter
② enhancer
③ terminator
④ inducer
⑤ activator

102 messenger RNA의 3' 말단에 가지고 있는 구조적인 특징은 무엇인가?

① Poly A tail
② ubiquitin
③ RNA capping
④ Poly U tract
⑤ A branch point

103 다음 중 유전자 전사로 얻어진 RNA에서 intron을 제외하고 exon을 연결하는 반응은 무엇인가?

① capping
② splicing
③ polyadenylation
④ transcription
⑤ translation

정답 100. ③ 101. ① 102. ① 103. ②

104 통풍 치료제로 쓰이는 Allopurinol은 어떤 효소의 저해제인가?

① adenine deaminase
② HMG-CoA reductase
③ tyrosine hydroxylase
④ thymidylate synthase
⑤ xanthine oxidase

105 DNA의 서열 5'-ATGCCAT-3'에 상보적인 DNA서열은 어느 것인가?

① 5'-TACGGTA-3'
② 3'-TACGGTA-5'
③ 5'-UACGGUA-3'
④ 3'-UACGGUA-5'
⑤ 5'-UTCGGTA-3'

106 DNA 이중 나선에 존재하는 결합 양식으로 옳은 것은?

가. 수소 결합	나. 인산 에스테르 결합
다. 인산 이에스테르 결합	라. 이황화물 다리 결합

① 가, 나, 다
② 가, 다
③ 나, 라
④ 라
⑤ 가, 나, 다, 라

107 DNA와 RNA의 기본적인 차이는 어디에 있는가?

① 염기 부분만 다르다
② 염기, 리보오스 단위, 인산 이에스테르 결합
③ 염기, 리보오스 단위, 글리코시드 결합
④ 염기와 리보오스 단위
⑤ 글리코시드 결합만 다르다.

정답
104. ⑤ 105. ② 106. ① 107. ④

108 세포 내 RNA 중에서 가장 많은 비율을 차지하며, 또 상대적으로 가장 안정한 것은?

① 소핵 RNA
② 전달 RNA
③ 리보솜 RNA
④ 불균일한 핵 RNA
⑤ 운송 RNA

109 DNA 이중나선의 denaturation에 관한 설명 중 맞지 않는 항은?

① purine 염기가 많은 부분에서 우선적으로 일어난다.
② 260nm에서의 흡광도가 감소한다.
③ 온도를 높이면 증가한다.
④ 알칼리 처리에 의하여 일어난다.
⑤ DNA 이중나선의 50%에서 denaturation이 일어나는 온도를 Tm이라 한다.

110 Replication과 transcription의 공통점이다. 옳은 것으로만 짝지워진 것은?

[A] : 모든 유전자에서 일어난다.
[B] : template가 필요하다.
[C] : 3'-OH를 갖는 primer가 필요하다.
[D] : 방향성이 모두 5' → 3'이다.
[E] : termination에 ρ-의존성과 ρ-비의존성 두 가지가 있다.

① A
② A, B
③ C
④ B, D
⑤ C, E

정답 108. ③ 109. ① 110. ④

111 Nucleotide 생합성에 관한 설명이다. 옳은 것으로만 짝지워진 것은?

[A] : aspartate transcarbamoylase는 CTP에 의하여 feedback inhibition 받는다.
[B] : pyrimidine 생합성에서 PRPP는 orotate와 반응한다.
[C] : PRPP에 처음 붙게 되는 질소는 asparagine으로부터 유래한 것이다.
[D] : glutamine PRPP amidotransferase는 pyrimidine 생합성 regulatory enzyme이다.
[E] : UTP에 amino기가 도입되어 CTP가 만들어진다.

① A ② A, B
③ C ④ B, D
⑤ C, E

112 다음 연구자들의 이름과 연구 업적이 올바르지 않은 것은?

① James Watson-DNA의 이중 나선 구조 규명
② Thomas Cech-Ribozyme 발견
③ Arthur Kornberg-DNA polymerase I 발견
④ Marshall Nirenberg-genetic code 규명
⑤ Francis Crick-DNA sequencing 방법 개발

113 다음 중 DNA의 분석에 주로 이용되는 방법이 아닌 것은?

① agarose gel 전기영동 ② Restriction enzyme digestion
③ polymerase chain reaction ④ Southern hybridization
⑤ SDS-PAGE

정답 111. ② 112. ⑤ 113. ⑤

114 다음의 약물 중에 작용 부위가 나머지와 다른 것은 어느 것인가?

① alpha-Amanitin
② Tunicamycin
③ Acridine
④ Rifampicin
⑤ Actinomycin D

※ [문 115] 아래 각 문항에 대하여 가장 옳은 약품명을 답가지 [A]~[J] 중에서 하나씩 고르시오.

[A] : Actinomycin D
[B] : Bleomycin
[C] : Cisplatin
[D] : Doxorubicin
[E] : Etoposide
[F] : Methotrexate
[G] : Paclitaxel
[H] : Rapamycin
[I] : Tamoxifen
[J] : Vinblastine

115 Cyclic pentapeptide 구조를 함유한 성분으로 구조내의 평면 부위가 DNA의 이중 나선 사이로 끼어들어가 DNA의 구조를 변형시켜 RNA polymerase가 DNA 서열로부터 RNA를 합성하는 과정을 억제시킨다. Wilm's tumor 치료에 많이 사용된다.

116 다음 항생물질들 중 translational process를 억제하는 기능과 관련이 없는 것은?

① Chloramphenicol
② Cycloheximide
③ Penicillin
④ Puromycin
⑤ Streptomycin

정답 114. ② 115. [A] 116. ③

Chapter 07

Biochemical genetics

001 세균의 형질 전환 물질은 다음 중 어느 것인가?

① mRNA ② DNA
③ rRNA ④ tRNA
⑤ protein

002 mRNA의 설명 중 맞는 것은?

① siRNA와 같다.
② 단백질 합성에 관한 정보를 가지고 있다.
③ 각 아미노산에 한 개씩, 적어도 20개의 다른 형이 존재한다.
④ 단백질 합성에 관한 정보를 제공하지 않는다.
⑤ DNA와 동일한 형태를 가지고 있다.

003 tRNA의 설명 중 맞는 것은?

① mRNA와 같다.
② 각 아미노산에 한 개씩, 적어도 20개의 다른 형이 존재한다.
③ 단백질 합성에 관한 정보를 가지고 있다.
④ 흔히 muton이라고 부른다.
⑤ DNA와 동일한 형태를 가지고 있다.

정답 1. ② 2. ② 3. ②

004 핵 DNA의 유전정보를 단백질 합성부위에 전달하는데 관련된 물질은?

① tRNA
② sRNA
③ Polysome
④ mRNA
⑤ Ribosome

005 Polypeptide의 amino acid 서열은 다음 중 어느 것에 의하여 근본적으로 결정되는가?

① Ribosomal potein에 따라서
② tRNA의 구조
③ DNA의 기본배열
④ Double stranded RNA
⑤ nuclear protein의 종류

006 포유류 세포의 rRNA는 다음 중 어느 곳에서 주로 생산되는가?

① Endoplasmic reticulum
② Nucleolus
③ Lysosome
④ Polysome
⑤ mitochondria

007 포유류 세포의 단백질 합성은 다음 어느 곳에서 주로 이루어지는가?

① Endoplasmic reticulum
② Nucleolus
③ Lysosome
④ Ribosome
⑤ mitochondria

008 단백질 합성에 있어서 가장 활성인 부위는?

① 핵
② Ribosome
③ Mitochondrion
④ Lysosome
⑤ Golgi apparatus

정답 4. ④ 5. ③ 6. ② 7. ④ 8. ②

009 다음 RNA 중에서 어떤 것이 특징적으로 methylation된 purine과 pyrimidine을 함유하는가?

① tRNA ② mRNA
③ rRNA ④ phage RNA
⑤ microRNA

010 Ribosomal RNA는?

① 세포 내에 함유된 총 RNA의 대부분을 차지한다.
② mRNA와 동일한 분자량을 가진다.
③ tRNA와 동일하다.
④ 아미노산 활성화 효소를 함유한다.
⑤ DNA와 동일하다.

011 Lactate dehydrogenase(LDH)의 isozyme은?

① 이 효소의 진화적인 경로를 설명한다.
② Monomer에서 tetramer의 범위 내에 있다.
③ 한 개의 amino acid 만이 다르다.
④ A monomer와 B monomer의 비율에 따라 5개형이 존재한다.
⑤ 모든 세포에서 동일한 비율로 발현된다.

012 Eukaryotic RNA polymerase Ⅱ가 촉매하여 합성되는 물질은 다음 중 어떤 것이 맞는가?

① DNA ② mRNA
③ rRNA ④ tRNA
⑤ 정답 없음

정답
9. ① 10. ① 11. ④ 12. ②

013 다음 중 나선형 구조를 갖고 있는 nucleic acid는?

① alpha-keratin
② immunoglobulin
③ DNA
④ tRNA
⑤ 정답 없음

014 다음 중에 인체 내에서 자가 복사(self-replication)의 성질을 가지고 있는 것은?

① DNA
② mRNA
③ tRNA
④ rRNA
⑤ microRNA

015 단백질 합성은 다음 중 어떤 것인가?

① 각기 다른 amino acid를 합성할 수 있는 특이적인 활성효소가 요구된다.
② amino acid의 특수 배열은 rRNA에 의해 조절된다.
③ 핵에서 이루어진다.
④ C-terminal에서 N-terminal 방향으로 합성이 이루어진다.
⑤ 골지체에서 이루어진다

016 [A]~[D]항 중 옳게 설명된 것이 2개 있다. ①~⑤에서 선택하여라.

> [A] : tRNA는 protein 합성에 관한 정보를 가지고 있다.
> [B] : tRNA는 각 amino에 한 개씩, 적어도 20개의 다른 형이 있다.
> [C] : mRNA는 protein 합성에 관한 정보를 가지고 있다.
> [D] : mRNA는 siRNA와 같다.

① [A]와 [C]
② [B]와 [C]
③ [C]와 [D]
④ [A]와 [C]
⑤ [A]와 [D]

정답 13. ③ 14. ① 15. ① 16. ②

017 [A]~[D]항 중 옳게 설명된 것이 2개 있다. ①~④에서 선택하여라.

> [A] : 5-Fluorouracil은 RNA 분자내에 들어가 protein 합성을 억제한다.
> [B] : 5-Fluorouracil은 protein 생합성시 RNA 분자를 활성화시킨다.
> [C] : Chloramphenicol은 protein 합성시 세균의 ribosome 기능을 억제한다.
> [D] : Chloramphenicol은 protein 합성시 aminoacyl-tRNA을 억제한다.

① [A]와 [B]
② [B]와 [C]
③ [A]와 [C]
④ [C]와 [D]
⑤ [A]와 [D]

018 [A], [B]의 (　　) 속에 ①~⑤항 중의 옳은 것을 골라 써 넣어라.

> [A] : (　　)은 유전자 정보를 핵 DNA에서 protein 합성부위에 전달한다.
> [B] : (　　)는 한 종류의 amino acid와 특수한 반응을 한다.

① mRNA
② tRNA
③ rRNA
④ microRNA
⑤ shRNA

019 [A], [B]의 (　　) 속에 ①~⑤항 중의 옳은 것을 골라 써 넣어라.

> [A] : DNA-dependent RNA-polymerase가 촉매하여 생성합되는 것은 (　　)이다.
> [B] : 세포핵 내에서 만들어져서 세포질로 이동하는 것은 (　　)이다.

① phospholipid
② mRNA
③ carbobydrate
④ protein
⑤ 정답 없음

정답
17. ③　18. A-①, B-②　19. A-②, B-②

020 Protein 생합성의 단계를 ①~⑤항의 (　　) 속에 (A), (B), (C), (D), (E) 순으로 써 넣어라.

① (　　) Ribosome과 결합
② (　　) Aminoacyl tRNA의 형성
③ (　　) Polypeptide chain의 유리
④ (　　) Amino acid의 활성화
⑤ (　　) Peptide 결합의 형성

021 포유류 세포의 단백질 합성은 어느 곳에서 주로 일어나는가?

① endoplasmic reticulum
② nucleolus
③ lysosome
④ ribosome
⑤ Golgi apparatus

022 Eukaryotic cell에는 있으나 Prokaryotic cell에 없는 것은?

① ribosome
② nucleic acid
③ 핵막
④ 세포막
⑤ Golgi apparatus

023 인트론(intron)에 대한 설명으로 옳은 것은?

가. 모든 진핵 세포의 유전자에 존재한다.
나. 번역 과정에서 이 부분을 건너 뛰어서 단백질의 합성이 이루어진다.
다. 단백질의 소단위체를 구분하는 기능을 한다.
라. 보다 복잡하고 보다 진화된 생물일수록, 보다 크고 긴 인트론을 가지고 있다.

① 가, 나, 다
② 가, 다
③ 나, 라
④ 라
⑤ 가, 나, 다, 라

정답

20. ①-C, ②-B, ③-E, ④-A ⑤-D　21. ④　22. ③　23. ④

024 유전 Code에 대해 맞는 것을 모두 고르시오.

① 아미노산 배열의 정보는 DNA → tRNA 단백질로 전해져 발현한다.
② 아미노산이 유전 code에 따라 차례로 결합하는 과정을 전사라고 한다.
③ 핵산 중의 아미노산 배열의 정보는 3개의 염기의 배열로 지정되어 있다.
④ 어떤 아미노산에 대응하는 codon은 한 개 이상 있으며 이것을 축퇴성이라 한다.
⑤ codon은 전부 64종이 있으며, 단백질 합성 개시 및 종료 codon은 한 개씩이다.

025 진핵세포의 RNA 합성에 대해 옳지 않은 것은?

① 핵소체는 다수의 ribosome DNA를 포함하는 chromatin이며 rRNA를 합성한다.
② 4종의 rRNA 중 3종이 한 개의 큰 전구체 RNA로 전사된다.
③ tRNA는 rRNA와 같은 polymerase에 의해 합성된다.
④ 단백질의 유전자는 polymerase Ⅱ에 의해 전사되어 mRNA로 된다.
⑤ 모든 RNA는 전구체 RNA로서 합성된 후에 성숙한다.

026 원암유전자 (protooncogene)를 모두 고른 것은?

가) fos	나) p53	다) erb-B
라) RB	마) src	

① 가, 나, 다　　② 가, 다, 마
③ 가, 다　　④ 나, 라
⑤ 가, 나, 다, 라

정답 24. ③, ④　25. ③　26. ②

027 벡터가 갖추어야 할 요건으로 맞지 않은 것은?

① 숙주세포로의 도입이 가능해야 한다.
② 제한효소에 의한 절단부위가 있어야 한다.
③ 세포내 주입 시 복제될 수 있어야 한다.
④ 벡터는 replication origin이 있다.
⑤ viral DNA는 벡터로 사용할 수 없다.

028 유전자치료에 관한 설명 중 맞지 않는 것은?

가) 유전자 결함에 의하여 야기된 질병이 대상이 된다.
나) 환자에게 결핍된 유전자를 인체세포에 이입하는 방법이다.
다) 유전자 전달방법으로 아데노바이러스와 레트로바이러스 벡터는 이용할 수 없다.
라) 현재 시험단계이며 임상에 응용되지는 못했다.

① 가, 나, 다
② 가, 다
③ 다, 라
④ 라
⑤ 가, 나, 다, 라

029 상염색체 우성장애의 유전질환을 모두 고른 것은?

가) 낭포성 섬유증(Cystic fibrosis)
나) 페닐케톤 요증(Phenylketonuria)
다) 근긴장성 영양장애(myotonic dystrophy)
라) 헌팅턴 무도병(Huntington's disease)
마) 겸상적혈구 빈혈(Sickle cell anemia)

① 가, 다, 마
② 가, 다
③ 나, 마
④ 다, 라
⑤ 가, 나, 다, 마

정답 27. ⑤ 28. ③ 29. ④

030 ganglioside 분해와 관련된 유전자의 돌연변이로 발생하는 질병은?

① 테이색스병
② 낭포성 섬유증
③ 혈색소병증
④ 혈색소증
⑤ 페닐케톤 요증

031 혈우병에 대한 설명 중 옳지 않은 것은?

① 지속적 또는 연장된 출혈 발생
② 베타-글로빈의 유전질환
③ haemophilia A(Factor VIII)의 유전질환
④ haemophilia B(Factor IX)의 유전질환
⑤ 여성은 증상이 나타나지 않고 보유자로만 존재

032 헌팅턴 무도병(Huntington's disease)에 대한 설명으로 맞지 않은 것은?

① 점진적 신경퇴행성 질환
② trinucleotide인 CAG 반복서열의 증가로 유발되는 유전질환
③ 성염색체의 열성장애로 발생
④ 중장년층(50대 이상)에서 주로 발생
⑤ 주요 증세는 치매, 심한우울증, 무의식적 춤과 같은 움직임

033 다음 중 암억제 유전자(tumor suppressor)를 모두 고른 것은?

가) p53	나) ab	다) sac
라) RB1	마) fos	

① 가, 나
② 가, 라
③ 가, 나, 라
④ 가, 다, 마
⑤ 가, 나, 다, 마

정답 30. ① 31. ② 32. ③ 33. ②

034 Phenylalanine hydroxylase의 선천성 결핍에 의하여 나타나는 증상은?

① pernicious anemia
② phenylketonuria(PKU)
③ alkaptonuria
④ maple syrup urine disease
⑤ albinism

035 E.coli 에서 DNA methylation의 중요한 기능은?

① Foreign DNA를 식별하여 분해하는 데 중요한 방어기전이다.
② DNA 복제 시 mismatched base pair의 복구(repair)에 중요하다.
③ DNA segments의 migration을 억제한다.
④ (1) 과 (2)
⑤ (1) 과 (2) 와 (3)

036 다음 인체 chromosome에 대한 설명 중 옳은 것은?

① 인체 염색체는 22쌍 44개의 염색체로 구성되어 있다.
② DNA에는 H1, H2, H3, H4, H5, H6의 6종류의 histone단백질이 결합되어 있다.
③ Nucleosome들이 다시 모여 20nm fiber 구조를 형성한다.
④ 염색체에 DNA 분해 효소를 처리시에 쉽게 절단되는 부위는 histone에 의해 잘 보호되는 부위이다.
⑤ Histone H1은 다른 histone들과 DNA로 구성된 core의 바깥쪽에 존재하는 DNA에 결합하여 nucleosome 구조를 완성한다.

정답 34. ② 35. ④ 36. ⑤

037 단백질 합성에서 80S eukaryotic ribosome의 peptidyl transferase를 저해하는 물질은?

① puromycin ② ampicillin
③ streptomycin ④ tunicamycin
⑤ chloramphenicol

038 tRNA에 관한 설명 중 맞는 것은?

① eukaryotic tRNA primary transcript는 intron 부분이 없다.
② 61종류의 codon에 대하여 모두 다른 tRNA가 인식한다.
③ 염기로써 A, C, G, U만으로 구성되어 있다.
④ 단백질 합성의 개시에 관여하는 initiator tRNA는 methionine을 결합시킨다.
⑤ UAG codon을 인식하는 tRNA는 phenylalanine을 결합시킨다.

039 다음 중 상동염색체 열성장애(질병)에 관한 설명으로 틀린 것은?

① 양부모가 모두 보유자일 경우 자손은 정상 : 장애의 비율이 1:1이다.
② 혈족간의 결혼은 장애 출현 빈도를 증가시킨다.
③ 남성과 여성에서 장애 출현 빈도가 유사하다.
④ 페닐케톤 요증이 이에 속한다.
⑤ 정상적인 대립 유전자가 우성이며 정상과 장애아의 비율은 3:1이다.

040 다음 중 페닐케톤 요증에 대한 설명으로 옳지 않은 것은?

① 혈류에 타이로신이 축적된다.
② 페닐알라닌 분해의 첫 단계인 페닐알라닌에서 타이로신으로 전환시키는 페닐알라닌 가수분해 효소의 결여로 일어난다.
③ 저페닐알라닌 음식 등의 식이요법이 필요하다.

정답 37. ① 38. ④ 39. ① 40. ①

④ 아기 출생직후 혈액 검사를 통해 진단할 수 있다.
⑤ 신경계 발달에 손상을 초래한다.

041 다음 중 옳게 짝지어진 것은?

① 성염색체 이상(XXY) — 터너 증후군
② 상염색체(21번) — 다운 증후군
③ 상염색체 (18번) — 클라인펠터 증후군
④ 성염색체 이상(45X) — Fragile-X 증후군
⑤ X-연관 장애 — 에드워드증후군

042 재조합 DNA를 만드는데 필요한 것은?

① DNA 연결효소(ligase)
② DNA 선회효소(gyrase)
③ 상보적 DNA(cDNA)
④ 폴리A 꼬리(PolyA tail)
⑤ 오카자키 단편

043 원핵세포에서 진핵세포의 유전자가 발현될 때, 관련이 없는 것으로 옳은 것은?

가. 왕복 운반체(shuttle vector)
나. 융합 단백질의 합성
다. 각각 2종류의 복제 기점과 선택 표지의 필요
라. 인트론의 존재

① 가, 나, 다
② 가, 다
③ 나, 라
④ 라
⑤ 가, 나, 다, 라

정답
41. ② 42. ① 43. ④

044 다음 중 DNA 재조합 기술에 사용되지 않는 효소는?

① restriction endonuclease
② DNA ligase
③ reverse transcriptase
④ polynucleotide kinase
⑤ prolyl isomerase

045 다음 중 DNA 또는 유전자 클로닝에 이용되는 plasmid vector의 중요 요소가 아닌 것은?

① DNA repair site
② origin of replication
③ antibiotics resistance marker
④ cloning site
⑤ small size

046 다음의 promoter에 관한 설명 중 가장 옳은 것은?

① 구조유전자의 3‘ 부위에 위치한다.
② 번역(translation) 개시 부위이다.
③ 진핵세포와 원핵세포의 consensus sequence가 같다.
④ RNA polymerase가 결합하는 부위이다.
⑤ ribosome과 상호 작용한다.

047 다음의 단백질 합성 관련 내용 중 가장 옳지 않은 것은?

① 미토콘드리아에서 합성되는 단백질은 N-formylmethionine으로 시작된다.
② Shine-Dalgarno sequence는 개시코돈인 AUG가 정확한 위치를 갖도록 도와주는 mRNA에 존재하는 특수 서열이다.
③ Elongation과정이 진행되기 위해서는 70S ribosome, aminoacyl-tRNA,

정답
44. ⑤ 45. ① 46. ④ 47. ③

elongation factor인 RF, ATP 등이 필요하다.

④ Peptide 결합을 형성하는 과정에 관여하는 peptidyl transferase는 RNA enzyme이다.

⑤ 항생제인 puromycin은 ribosome의 A site에 결합하여 polypeptide 합성을 중간에 끝나게 한다.

048 암세포의 클론기원(clonal origin)의 진단법에 이용되는 방법은?

① RFLPs
② ELISA
③ Northern blot
④ NOESY-COSY
⑤ MALDI-TOF

※ [문 49~50] 아래 각 문항에 대하여 가장 옳은 유전질환명을 답가지 [A]~[J] 중에서 하나씩 고르시오.

[A] : 겸상적혈구 빈혈(sickle cell anemia)
[B] : 망막아세포종(retinoblastoma)
[C] : 테이삭스병(Tay-Sachs disease)
[D] : 낭포성 섬유증(cystic fibrosis)
[E] : 지중해 빈혈(Thalassemia)
[F] : 페닐케톤요증(phenylketonuria)
[G] : 혈우병(hemophilia)
[H] : 헌팅턴무도병(Huntington's disease)
[I] : 알츠하이머병(Alzheimer's disease)
[J] : 다운증후군(Down syndrome)

049 돌연변이에 의하여 hemoglobin의 β-chain의 6번 위치의 아미노산이 glutamate에서 valine으로 치환되어 hemoglobin 구조이상이 나타난다. 변형된 hemoglobin들이 서로 결합하여 섬유 구조를 이루고 이에 따라 적혈구의 형태 변화가 나타난다. 이러한 적혈구들은 쉽게 파괴되므로 인체 내에서의 산소 공급에 이상이 일어난다. 아프리카 흑인에게서 많이 나타나는 것으로 알려져 있다.

정답 48. ① 49. [A]

050 백인에게서 2500명 중 1명의 빈도로 많이 나타나는 유전질환으로 유전자 돌연변이로 인하여 염소 이온의 이동에 이상이 발생하여 땀에 다량의 Na^+와 Cl^- 이온이 존재하게 되고 다량의 점액이 분비되어 소화관, 기도 및 폐를 막게 되어 폐 기능 이상과 감염증으로 사망할 수 있다.

※ [문 51] 아래 각 문항에 대하여 가장 적절한 효소명을 답가지 [A]~[J] 중에서 하나씩 고르시오.

[A] : DNA polymerase I
[B] : DNA polymerase II
[C] : DNA ligase
[D] : DNA helicase
[E] : RNA polymerase
[F] : Polynucleotide kinase
[G] : S1 nucelase
[H] : Reverse transcriptase
[I] : Topoisomerase
[J] : Terminal transferase

051 DNA의 가닥을 일시적으로 절단하여 DNA supercoiling의 정도를 조절하는 효소로 etoposide와 같은 물질은 eukaryote에 존재하는 이 효소의 종류를 억제하여 항암효과를 나타내는 것으로 알려져 있다.

정답
50. [D] 51. [I]

052 번역 (translation) 과정에 대한 설명으로 맞지 않는 것은?

① amino acid가 mRNA에 결합하는 반응이 필요하다.
② ribosome에서 일어난다.
③ amino-terminal에서 carboxyl-terminal 방향으로 이루어진다.
④ 시작하기 위한 특별한 signal 이 필요하다.
⑤ 끝내기 위한 특별한 signal이 필요하다.

053 RNA polymerase가 활동하고 있는 세포내 위치는?

① 핵
② 리보솜
③ 세포질
④ 세포막
⑤ 라이소자임

정답 52. ① 53. ①

Chapter 08

Body fluids

001 주로 어떤 장소에서 hemoglobin이 대사되는가?

① 적혈구
② 간의 유세포(parenchyma)
③ Kidney tubles
④ 세망내피계(Reticulo-endothelial system)
⑤ 면역세포

002 적혈구 중에서 $CO_2+H_20 \rightleftarrows H_2CO_3$를 촉매하는 효소는?

① Decarboxylase
② Carbonic anhydrase
③ 양자 모두
④ 양자 모두 아니다.
⑤ Aminotransferase

003 Hemoglobin의 이화물은?

① Stercobilinogen
② Urobiline
③ Bile pigment
④ 이상 모두
⑤ 모두 아니다

정답 1. ④ 2. ② 3. ④

004 혈액의 정상 pH는?

① 6.8
② 7.7
③ 7.0
④ 7.4
⑤ 8.0

005 세포외액의 주 cation은?

① Na^{+}
② Fe^{++}, Mg^{++}
③ K^{+}, Mg^{++}
④ Cl^{-}, HCO_3
⑤ K^{+}

006 Porphyrine과 관계없는 것은?

① Carboxyl group 때문에 salt를 형성한다.
② Carboxyl group 때문에 ester를 형성한다.
③ 보통 무색이다.
④ Pyrrole이 nitrogen과 caboxyl group를 가지고 있어 amphoteric이다.
⑤ 모두 관계없다.

007 Porphyrin의 천연상태는?

① Pyrrole환 결합
② 동물에만 존재
③ 식물에만 존재
④ 금속 ion과 결합
⑤ 모두 관계없다.

정답
4. ④ 5. ① 6. ③ 7.④

008 Myoglobin에 대한 설명으로 적합한 것은?

① 혈액 중 효소 이동 보조제이다.
② 1 mole당 4개 heme을 가진다.
③ Bohr effect를 나타낸다.
④ 넓은 pH범위에서 일정한 효소 해리 곡선을 나타낸다.
⑤ 모두 관계없다.

009 혈액 응고 방지제는?

① KCN ② Protamine sulfate ③ Sod. citrate
④ $CaCl_2$ ⑤ 모두 아니다.

010 Protoporphyrin전구체는?

① Leucine ② Glycine ③ Histidine
④ Proline ⑤ Methionine

011 Oxyhemoglobin의 곡선이 정방향으로 이동될 때는?

① CO_2분압 증가 ② CO_2분압 저하
③ N_2분압 증가 ④ N_2분압 저하
⑤ 모두 관계없다.

012 Hemoglobin 분자와 관계없는 것은?

① Ferric group ② Histidine
③ Vinyl group ④ Pyrrole ring
⑤ 모두 관계없다.

정답 8. ④ 9. ③ 10. ② 11. ① 12. ①

013 장으로 분비되는 bilirubine의 효소적 파괴산물은?

① Bilirubinogen ② Biliverdin
③ Mesobilirubinogen ④ Stercobilin
⑤ 모두 관계없다.

014 Antibody는?

① Albumin fraction에서 검출된다.
② Mucopolysaccharide이다.
③ 5개의 subunit로 구성된 당단백질이다.
④ γ-Globulin fraction에서 검출된다.
⑤ albumin의 종류이다.

015 혈장과 혈청이 다른 점은?

① 탄수화물의 함량 ② Protein의 함량
③ 적혈구의 농도 ④ Lipid의 함량
⑤ Na^+의 농도

016 조직 중 항혈액 응고제는?

① Hyaluronidase ② Heparin
③ Chondroitin ④ Dicumarol
⑤ Bilirubine

정답 13. ④ 14. ④ 15. ② 16. ②

017 정상적인 사람의 뇨성분이 아닌 것은?

① Uric acid
② Bence Jones protein
③ Creatinine
④ Indican
⑤ 모두 아니다.

018 사람에 있어서 질소 배설물의 주성분은?

① Ammonia
② Purine
③ Urea
④ 뇨산
⑤ Pyrimidine

019 뇨 중 요소를 이루고 있는 질소의 가장 중요한 원천은?

① Ornithine
② Citrulline
③ Purine의 분해로 생기는 ammonia
④ 아미노산의 deamination or transamination작용에 의해서 생성된 ammonia
⑤ 모두 아니다.

020 세포 내 체액의 양이온의 주성분은?

① K^+, Mg^{++}
② Na^+
③ Cl^-, HCO_3^-
④ PO_4^{3-}, SO_4^{2-}, Protein
⑤ 모두 주성분이다.

정답 17. ② 18. ③ 19. ④ 20. ①

021 세포 외 체액의 양이온의 주성분은?

① K^+
② Ca^{++}
③ Mg^{++}
④ Na^+
⑤ 모두 주성분이다.

022 신장은 어느 것을 조절함으로써 혈장 중의 pH를 조절할 수 있는가?

① H_2CO_3
② $H_2PO_4^-$
③ $[HCO_3^-]$
④ NH_4^+
⑤ 모두

023 진성당뇨일 때 오줌에 섞여 배설되는 독특한 대사산물은?

① Glucose
② Uric acid
③ Bence-Jones protein
④ δ-Aminolevulinic acid
⑤ Bilirubin

024 산이 과다한 상태에서 세포 외 체액의 pH를 정상으로 유지하려면, 신장은 다음 중 어느 것을 생성 후 배설시켜야 하는가?

① H_2CO_3
② NH_4^+
③ $[HCO_3^-]$
④ $H_2PO_4^-$
⑤ CO_2

025 통풍일 때 뇨로 과잉 배설되는 독특한 대사 산물은?

① Glucose
② Bence-Jones protein
③ δ-Aminolevulinic acid
④ Uric acid
⑤ Bilirubin

정답 21. ④ 22. ③ 23. ① 24. ② 25. ④

026 [A]~[E]항과 ①~⑤항에 있어서 서로 관계 있는 것끼리 짝지어라.

[A] : 정상뇨
[B] : Respiratory acidosis
[C] : Respiratory alkalosis
[D] : Metabolic acidosis
[E] : Metabolic alkalosis

① 뇨의 pH는 6~7
② 뇨는 pH는 저하
③ 뇨의 pH는 상승
④ ②와 ③ 양자 모두
⑤ ②와 ③ 양자 모두 아니다.

027 ①~③의 ( )속에 [A] 〉[B]이면 A; [B] 〉[A]이면 B; [A] = [B]이면 C로 써 넣어라.

[A] : 적혈구 중 CO_2의 량은 HCO_3^-으로서 운반된다.
[B] : 적혈구 중 CO_2의 량은 Carbamino-CO_2으로서 운반된다.

① (　　　　)

[A] : Hemoglobin의 CO에 대한 친화성
[B] : Hemoglobin의 O_2에 대한 친화성

② (　　　　)

[A] : Plasma의 pH
[B] : 적혈구 내의 pH

③ (　　　　)

028 [A]~[D]항 중에 정당한 기술이 2개 포함되어 있다. ①~⑤항 중에서 선택하여라.

[A] 세포외 체액의 가장 중요한 완충제는 인산염이다.
[B] 세포외 체액의 가장 중요한 완충제는 HCO_3^--H_2CO_3이다.
[C] 세포외 체액 중에서 pH가 가장 낮은 것은 혈장이다.
[D] 세포외 체액 중에서 pH가 가장 낮은 것은 위액이다.

정답
26. A-①, B-②, C-③, D-②, E-③　　27. ①-A, ②-A, ③-A　　28. ③

① [A] 및 [B] ② [B] 및 [C]
③ [B] 및 [D] ④ [C] 및 [D]
⑤ [A] 및 [D]

029 [A]~[D]항 중에 정당한 기술이 2개 포함되어 있다. ①~④항 중에서 선택하여라.

[A] : 대사성 산과다증을 일으키는 것은 $NaHCO_3$를 과량으로 흡수하기 때문이다.
[B] : 대사성 산과다증을 일으키는 것은 기아에서 야기된다.
[C] : 대사성 산과다증을 일으키는 것은 호흡기 폐쇄에 의한 CO_2의 분비 정지 때문이다.
[D] : 대사성 산과다증을 일으키는 것은 세포외 체액 중의 acetoacetic acid가 존재할 때이다.

① [B] 및 [C] ② [B] 및 [D]
③ [A] 및 [B] ④ [C] 및 [D]
⑤ [A] 및 [D]

030 [A]~[D]항 중에 정당한 기술이 2개 포함되어 있다. ①~④항 중에서 선택하여라.

[A] : HbO_2의 생성은 pH의 영향을 받지 않는다.
[B] : HbO_2의 생성은 CO_2의 분압의 영향을 받는다.
[C] : HbO_2의 생성은 염농도에 의해서 영향을 받는다.
[D] : HbO_2의 생성은 pH의 영향을 받는다.

① [C] 및 [D] ② [B] 및 [C]
③ [B] 및 [D] ④ [A] 및 [B]
⑤ [A] 및 [D]

정답 29. ② 30. ③

031 [A]~[E]항 중에 정당한 기술이 2개 포함되어 있다. ①~④항 중에서 선택하여라.

[A] : Plasma pH변화를 호흡성으로 대상하려면 plasma중의 H_2CO_3가 필요하다.
[B] : Plasma pH변화를 호흡성으로 대상하려면 plasma중의 NH_4^+이 필요하다.
[C] : 혈압을 가장 많이 상승시키는 것은 Ketone bodies이다.
[D] : 혈압을 가장 많이 상승시키는 것은 renin이다.

① [C] 및 [D]
② [A] 및 [D]
③ [A] 및 [B]
④ [B] 및 [C]
⑤ [A] 및 [C]

032 [A]~[E]항 중에 정당한 기술이 2개 포함되어 있다. ①~④항 중에서 선택하여라.

[A] : 세포 내 액의 음이온의 주성분은 Cl^-,HCO_3^-이다.
[B] : 세포 외 액의 음이온의 주성분은 PO_4^{3-},SO_4^{2-} 및 protein이다.
[C] : 세포 내 액의 음이온의 주성분은 PO_4^{3-},SO_4^{3-} protein이다.
[D] : 세포 외 액의 음이온의 주성분은 Cl^-,HCO_3이다.

① [A] 및 [B]
② [A] 및 [D]
③ [B] 및 [C]
④ [C] 및 [D]
⑤ [A] 및 [C]

033 급성간질환의 효소학적 진단의 기준 효소는?

① Carboxylase
② NAD
③ GPT
④ Deaminase
⑤ Transaminase

정답
31. ② 32. ④ 33. ③

034 간의 기능 시험에 흔히 이용되는 척도물질은?

① Uric acid
② Urea
③ Bile pigment
④ Bence-Jones protein
⑤ Phenylalanine

035 뇨의 pH는 (　　)에 따라 증가한다.

① Metabolic alkalosis
② Respiratory alkalosis
③ 양자
④ 모두 아니다
⑤ 정답 없음

036 영장류를 제외한 대부분의 포유동물에서 Uric acid는?

① ammonia로 환원
② ammonia로 가수분해
③ ammonia 및 CO_2로 산화
④ allantoin으로 산화
⑤ allantoin으로 환원

037 Bilirubin은 장 내 세균에 의해 다음의 어느 것으로 변하는가?

① meso-bilirubin
② biliverdin
③ bilirubinogen
④ stercobilin
⑤ urobilinogen

038 주요 Physiological buffer에 들지 않는 항은?

① histidine
② carbonic acid
③ H_3PO_4 / $H_2PO_4^-$
④ $H_2PO_4^-$ / HPO_4^{-2}
⑤ Ca^{2+}

정답 34. ③ 35. ③ 36. ④ 37. ② 38. ③

039 소금이 물에 녹았을 때 나타나는 interaction은?

① charge-charge ② dipole-dipole
③ H-bond ④ van der Waals
⑤ hydrophobic

040 뇨 중에 나타나는 이상 성분에 대한 옳은 설명은(맞는 것을 전부 고르시오)?

① 뇨 중에 단백질이 나타나는 것은 albumin과 같은 저분자 단백질이 사구체 병변으로 누출되는 것이다.
② acetone 등의 ketone체는 지방산의 산화가 항진되고 그 산화가 불완전할 때 일어난다.
③ glucose는 최대 수송치가 있으며 당뇨병에서는 이것이 저하하여 glucose가 뇨 중에 나타난다.
④ urobilinogen은 황달 때에만 증가한다.
⑤ creatine, creatinine은 근디스트로피증 등에서 근육의 붕괴가 있으면 증가한다.

041 allergy 반응에 관여하는 다음 기술 중에 올바른 조합은?

> allergy 반응에는 a로부터 방출되는 histamine 등에 의해 일어나는 것이 있지만, 이 방출반응은 allergen과 이것에 대한 특이적인 b항체에 의해 유발된다.

	a	b		a	b
①	비만세포	IgE	②	B 림파구	IgE
③	비만세포	IgM	④	T 림파구	IgG
⑤	T 림파구	IgM			

정답 39. ① 40. ①,②,⑤ 41. ①

042 항체는 혈청 중의 a 분획에 존재해서, 주로 면역의 1차 응답에서는 b, 2차 응답에서는 c가 출현한다.

	a	b	c
①	α- globulin	Ig M	Ig G
②	β- globulin	Ig G	Ig M
③	γ- globulin	Ig G	Ig M
④	α- globulin	Ig G	Ig M
⑤	γ- globulin	Ig M	Ig G

043 화분에 의한 Allergy 반응은 주로 a 항체 의존형으로, 이 항체의 관여에 의해 일어나는 과민반응은 b이다.

	a	b
①	Ig E	지연형
②	Ig G	즉시형
③	Ig E	즉시형
④	Ig G	지연형
⑤	Ig M	즉시형

044 Hemoglobin과 산소의 결합 친화력을 높여주는 요인이 되는 것은?

① 산소분압의 저하
② CO_2 농도의 증가
③ BPG 농도의 저하
④ BPG 농도의 증가
⑤ pH의 저하

정답 42. ⑤ 43. ③ 44. ③

Chapter 09

Vitamins

001 Vitamin C는?

① Proline hydroxylation에 필요하다.
② 강력한 산화제이다.
③ 결핍시에 야맹증 (night blindness)를 일으킬 수 있다.
④ L-Amino acid oxidase의 Co-enzyme이다.
⑤ 칼슘대사에 관여하여 혈액내 칼슘의 농도를 조절하는 기능이 있다.

002 Riboflavin을 성분으로 하는 것은?

① Tetrahydrofolate ② AdoMet
③ NAD ④ FAD
⑤ Coenzyme A

003 Vitamin E의 생리적 기능이 아닌 것은?

① 정상성장 유지
② 불포화지방산 및 막구조를 보호함.
③ Biological antioxidant이다.
④ 간에서 Prothrombin을 합성한다.
⑤ Free radical들을 제거하여 피부를 보호한다.

정답 1. ① 2. ④ 3. ④

004 Vitamain A의 결핍증이 아닌 것은?

① 성장지연
② 크레아틴요증 (Creatinuria)
③ 야맹증
④ Hyperkeratinization
⑤ 안구건조

005 Vitamin 결핍으로 Pernicious anemia을 야기하는 비타민은?

① Vitamin K
② Ascorbic acid
③ Vitamin B_{12}
④ Vitamin D
⑤ Vitamin C

006 Vitamin B_6가 관여하지 않는 반응은?

① Cystathione β-synthase
② Alanine aminotransferase
③ Glutamine synthetase
④ Serine의 dehydration
⑤ Tryptophan synthase

007 간 및 심장의 Mitochondria에는 구조상 Vitamin K와 흡사한 일련의 Quinone 화합물이 있다. 이 물질의 이름은?

① Isoprene
② Coenzyme Q
③ Menadione
④ α-Tocopherylhydroquinone
⑤ Cholesterol

008 Vitamin B_{12}과 관계가 없는 것은?

① Porphyrin 유도체
② 지용성 Vitamin
③ Co를 함유하는 Vitamin
④ Megaloblastic anemia
⑤ Methylmalonyl CoA mutase

정답 4. ② 5. ③ 6. ③ 7. ② 8. ②

009 β-Carotene은 생체내에서 어떤 물질로 변화되어 중요한 역할을 하는가?

① Folic acid
② Sulfonamide
③ Retinol
④ Arachidonic acid
⑤ Phenylalanine

010 Vitamin D로써 예방할 수 있는 것은?

① Scurvy
② Rickets
③ Pellagra
④ Beriberi
⑤ Night blindness

011 [A]~[E]항과 ①~⑤항 중에서 서로 관련 있는 것끼리 연결하여라.

[A] Ascorbic acid
[B] Thiamine
[C] Niacin
[D] Pyridoxine
[E] Calciferol

① Pellagra
② Rickets
③ Acrodynia(Rat에 있어서)
④ Beriberi
⑤ Scurvy

012 [A]~[C]항 (　　)속에 ①~④항에서 옳은 것을 선택하여 써 넣어라.

[A] : Cobalt는 (　　)이다.
[B] : Tocopherol의 생리적 활성은 (　　)이며
[C] : Vitamin K의 중요한 역할은 (　　)이다.

① Prothrombin 및 proconvertin의 생합성
② Vitamin B12의 성분

정답
9. ③　　10. ②　　11. B-④, C-①, D-③, E-②, A-⑤

③ Antioxidant
④ Vitamin A의 생합성전구체이다.
⑤ β-Carotene으로부터 생성

013 분해시에 vitamin A_1 두 분자를 생성할 수 있는 성분은?

① α-Carotene
② β-Carotene
③ γ-Carotene
④ Cryptoxanthin
⑤ Thiamine

014 FMN, FAD의 구성 성분은?

① Niacin amide
② Riboflavin
③ Vitamin B_6
④ Vitamin C
⑤ Vitamin K

015 Provitamin D_2는?

① Stigmasterol
② Corticosterone
③ Estrone
④ Ergosterol
⑤ Testosterone

016 Prothrombin 생합성에 관계 있는 비타민은?

① Pyridoxine
② Folic acid
③ Vitamin K
④ Vitamin A
⑤ Vitamin E

정답 12. A-②, B-③, C-① 13. ② 14. ② 15. ④ 16. ③

017 Pyrimidine 핵산의 전구물질은?

① Orotic acid ② Choline
③ Biotin ④ α-Lipoic acid
⑤ Glutamine

018 NAD, NADP의 구성 성분이 되는 것은?

① Riboflavin ② Niacin
③ Vitamin C ④ Choline
⑤ Retinol

019 Co-enzyme A의 구성 성분인 비타민은?

① Pantothenic acid ② β-alanine
③ Vitamin B_{12} ④ Vitamin C
⑤ Vitamin E

020 Folic acid 구성 물질은?

① Cysteine ② p-aminobenzoic acid
③ Tryptophan ④ Alanine
⑤ Methionine

021 Amino acid decarboxylase에 대한 조효소로 작용하는 것은?

① ATP ② Pyridoxal phosphate
③ Acetyl-CoA ④ $NADH_2$
⑤ Biotin

정답 17. ① 18. ② 19. ① 20. ② 21.②

022 Pantothenic acid가 포함되어 있는 성분으로 옳은 것은?

① Coenzyme A
② Alanine
③ 6-mercaptopurine
④ FAD
⑤ NAD^+

023 지방산의 생합성에서 CO_2의 고정에 관여하는 것은?

① Flavin adenine dinucleotide
② Biotin
③ Acyl carrier protein
④ Fatty acid synthase
⑤ AdoMet

024 생체산화환원에 관계되지 않는 것은?

① Niacin
② Riboflavine
③ Lipoic acid
④ Thiamine
⑤ Ubiquinone

025 Antisterility vitamin이란?

① α-Tocopherol
② Prothrombin
③ Antineutric factor
④ Cyanocobalamin
⑤ Ascorbic acid

026 Vitamin A와 관련 있는 화합물은?

① Kitol
② Xanthophyll
③ Lycopene
④ β-Carotene
⑤ Selenium

정답 22. ① 23. ② 24. ④ 25. ① 26. ④

027 철(Fe)을 잘 흡수하고 감기에 내성을 나타내며, adrenal cortex의 기능을 유지하며, 그리고 항산화제로 쓰이는 비타민은?

① Vitamin E
② Vitamin B_{12}
③ Vitamin C
④ Vitamin A
⑤ Vitamin D

028 A란과 B란의 관계를 짝지어라.

▮A란 (가) Vitamin D_2 (나) Vitamin D_3
(다) Vitamin D (라) Lumisterol

▮B란 ① 불활성 Vitamin D
② calciferol(Ergocalciferol)
③ cholecalciferol
④ Antirachitic vitamin
⑤ Cholesterol

029 Vitamin D의 생리적 기능이 아닌 것은?

① Biological antioxidant
② 골격의 정상성장
③ Ca와 P의 장관흡수
④ antirachitic
⑤ 항암효과

030 Prothrombin factor에 속하는 비타민은?

① Ascorbic acid
② Vitamin E
③ Vitamin K
④ Fibrin
⑤ Vitamin D

정답 27. ③ 28. (가)-②, (나)-③, (다)-④, (라)-① 29. ① 30. ③

031 Thiamine의 co-enzyme 형은 다음 어떤 enzyme system을 activation 시키는가?

① Acetyl-CoA carboxylase
② Transketolase
③ Transaldolase
④ Transaminase
⑤ Pyruvate carboxylase

032 Riboflavin의 생리적 형은?

① FMN, FAD
② TPP, FH_4
③ NAD, NADP
④ Cyanocobalamin
⑤ Tetrahydrofolate

033 Antioxidant의 작용이 있는 비타민은?

① Vitamin E
② Vitamin B_{12}
③ Vitamin K
④ Vitamin D
⑤ Biotin

034 상처 치유가 잘 되고, Polysaccharide와 collagen을 합성하며, 연골, 골격, 치아를 형성하게 하며, 모세혈관을 강화시키는 비타민은?

① Ascorbic acid
② Tocopherol
③ Tetrahydrofolate
④ Cyanocobalamin
⑤ Retinol

정답 31. ② 32. ① 33. ① 34. ①

035 Biotin은 어떤 반응의 co-enzyme으로 사용하는가?

① carboxylation 반응
② iron의 흡수 촉진
③ Antioxidant
④ Tryptophan, phenylalanine, tyrosine의 대사
⑤ Transamination 반응

036 Folic acid의 생리적 기능은?

① 간에서 prothrombin 생합성
② 핵산생합성, Purine-pyrimidine 대사의 co-enzyme 및 serine-glycine의 전환
③ 핵산, protein 및 lipid 생합성의 co-enzyme
④ Tryptophan, phenylalanine의 대사
⑤ Histidine에서 histamine 생합성

037 비타민 E의 생리적 활성은 부분적으로 다음의 작용을 가진다. 어느 것인가?

① 항응고제
② 항산화제
③ 전자전달계의 운반체
④ hormone의 전구체
⑤ 중금속 selenium의 해독제

038 다음은 비타민에 관련된 것을 기술한 것이다. 적당하지 않는 것을 선택하라.

① 비타민 B_1은 α-ketoacid decarboxylase의 보조효소로 작용한다.
② 비타민 B_6는 아미노기 전이효소의 보조효소로 작용한다.
③ 비타민 D는 칼슘의 장관흡수를 촉진한다.
④ 실험동물에서 비타민 E가 부족하면 근위축증이 발생한다.
⑤ 비타민 K는 혈전방지에 필요한 비타민이다.

정답
35. ① 36. ② 37. ② 38.⑤

039 Vitamin D_2의 전구체는?

① 7-dehydrocholesterol
② ergosterol
③ ergot
④ cholesterol
⑤ stigmasterol

040 Riboflavine(FMN, FAD)을 요구하는 효소가 아닌 것은?

① D-amino acid oxidase
② Succinate dehydrogenase
③ xanthine oxidase
④ Lactate dehydrogenase
⑤ Acyl-CoA dehydrogenase

041 Pyridoxine(PAL)을 요구하지 않는 효소는?

① GOT
② GPT
③ amino acid decarboxylase
④ amino acid deaminase
⑤ pyruvate carboxylase

042 날달걀 속에 존재하는, 염기성 단백질인 Avidin의 투여는 어떤 Vitamin의 결핍을 일으키는가?

① Vitamin A
② thiamine
③ riboflavine
④ biotin
⑤ cholecalciferol

043 Co-enzyme 중 H 이동에 관여하지 않는 것은?

① NAD
② NADP
③ FMN
④ FAD
⑤ CoA

정답 39. ② 40. ④ 41. ⑤ 42. ④ 43. ⑤

044 Active oxygen의 Scavenger로써 기능을 나타내는 것은?

① GSH ② Vitamin C ③ SOD
④ Vitamin A ⑤ 모두 다

045 다음 중 Rhodopsin 형성에 있어서 Opsin과 결합할 수 있는 것은?

① 11-cis-retinol ② 11-trans-retinol
③ all-cis-retinol ④ 8-cis-retinol
⑤ 없음

046 다음 중 One carbon carrier로써 기능을 가지지 않는 것은?

① biotin ② tetrahydrofolate
③ S-adenoyl methionine ④ NAD
⑤ 없음

047 다음 기술 중 옳은 것은?

① Vitamin C는 칼슘 및 인의 장관 흡수를 촉진한다.
② Vitamin A는 결핍증으로 괴혈병이 알려져 있다.
③ Vitamin D는 prothrombin 합성에 필요한 물질이다.
④ Vitamin B_{12}는 pyridoxin 부르며 아미노기 전이효소의 보조효소이다.
⑤ Vitamin E는 α-tocopherol로 항산화 효과가 있다.

048 다음 중 항산화물질이 아닌 것은?

① β- carotene ② vitamin E
③ ascorbate ④ biotin
⑤ glutathione

정답 44. ③ 45. ① 46. ④ 47. ⑤ 48. ④

049 Folic acid의 작용과 관계없는 것은?

① 부족하면 megaloblastic anemia가 생긴다.
② 핵산의 생합성에 필요하다.
③ serine의 합성에 필요하다.
④ methionine 대사에 필요하다.
⑤ Heme의 합성에 필요하다.

050 다음 중 사람의 피부가 햇빛에 노출되었을 때 형성되는 Vitamin은?

① FAD ② Ascorbic acid ③ Riboflavin
④ Vitamin D ⑤ Vitamin A

051 다음 비타민 중 부족시 괴혈병(scurvy)를 유발하는 것은?

① Pantothenic acid ② Niacin ③ Ascorbic acid
④ Riboflavin ⑤ Pyridoxine

052 괴혈병은 비타민 C의 결핍에 기인하며 이로 인해 콜라겐 원섬유 형성을 제대로 못 시키게 된다. 이와 관련된 비타민 C 의존성 효소는?

① 프롤린 히드록시화효소 ② 리신산화효소
③ 프롤린 산화효소 ④ 카르복시기전달효소
⑤ 탈수소효소

정답 49. ④ 50. ④ 51. ③ 52. ①

053 Vitamin B_1의 결핍으로 발생하는 각기병(Beriberi)는 다음 중 어느 효소의 활성에 영향을 미치는가?

① alpha-amino acid oxidase
② Pyruvate carboxylase
③ Thymidylate synthase
④ Hexokinase
⑤ Pyruvate dehydrogenase

※ [문 54~55] 아래 각 문항에 대하여 가장 옳은 비타민 성분을 답가지 [A]~[J] 중에서 하나씩 고르시오.

[A] : vitamin A	[B] : vitamin B_1
[C] : vitamin B_2	[D] : vitamin B_{12}
[E] : vitamin C	[F] : vitamin D
[G] : vitamin E	[H] : vitamin K
[I] : biotin	[J] : riboflavin

054 태양광에 노출된 피부에서 생성될 수 있는 지용성 비타민으로 칼슘 이온의 체내 항상성 유지에 중요한 조절 작용을 한다. 체내 합성이나 섭취가 부족한 경우에는 뼈가 약해지고 변형되는 질환인 구루병(rickets)가 발생할 수 있다.

055 복잡한 화학구조를 갖는 수용성 비타민의 종류로 corrin ring system에 금속이온인 Co^{3+}가 coordination 되어 있다. 이 비타민의 합성은 동식물에서 일어나지 않고 일부 세균에서만 가능한 것으로 알려져 있으며 인체에서 결핍시에 악성 빈혈(pernicious anemia)를 유발할 수 있다.

056 괴혈병 발생과 밀접하게 관련된 비타민은?

① Vitamin A
② Vitamin C
③ Vitamin E
④ Vitamin D
⑤ Vitamin K

정답

53. ⑤ 54. [F] 55. [D] 56. ②

Chapter 10

Hormones

001 부갑상선 호르몬은 다음 어느 것의 대사를 조절하는가?

① 칼슘 ② 인산
③ 칼슘과 인산 ④ 인산과 칼륨
⑤ 인산과 나트륨

002 췌장의 Langerhans islet에서 생성되는 고혈당 형성인자는 다음 중 어느 것인가?

① Insulin ② Lipase
③ Glucagon ④ FSH
⑤ Cathepsin

003 거대증(gigantism)과 말단거대증(acromegaly)은 다음 어느 호르몬의 분비 이상에서 오는 질병인가?

① FSH ② Parathormone ③ TSH
④ Somatotropin ⑤ Melatonin

정답 1. ③ 2. ③ 3. ④

004 소장에 존재하는 물질로써 담낭의 수축을 자극하는 것은?

① Enterocrinin
② Secretin
③ Cholecystokinin
④ Enterokinase
⑤ Hepatocrinin

005 포유동물에서 Norepinephrine은 다음 어느 것에서 생합성되는가?

① Pyruvate
② Arginine
③ Catechol
④ Tyrosine
⑤ Tryptamine

006 Progesterone은 다음 어느 항의 생리적으로 중요한 steroids의 전구체인가?

① Aldosterone, cortisone, corticosterol
② Cholesterol, cortisone, cholic acid
③ Aldosterone, deoxycholic acid, pregnenolone
④ Hydrocortisone, pregnenolone, estriol
⑤ Corticosterone, testosterone, cholesterol

007 당뇨병(Diabetes mellitus)에서는 간장의 어떤 효소는 그 활성이 증가된다. 다음에 있는 효소 중 당뇨병에서도 그 활성이 증가되지 않는 것을 지적하여라.

① CoA-carnitine acyl transferase
② Glucose-6-phosphatase
③ Pyruvate carboxylase
④ Serine dehydratase
⑤ Citrate lyase

정답 4. ③ 5. ④ 6. ① 7. ⑤

008 Insulin 결핍시에는 다음 항의 어느 것이 적합한가?

① Protein synthesis가 감소한다. ② Fat synthesis가 감소한다.
③ Glycogen synthesis가 감소한다. ④ Nitrogen excretion이 증가한다.
⑤ 이상 모든 것이 적합하다.

009 당뇨병 환자에 있어서 이전에 insulin 치료를 받은 사람은 insulin 치료를 받지 않은 사람보다 정맥주사한 insulin의 혈중에서의 소실률이 지연되고, 정상인에 비해서 insulin에 대해 저항성이다. 그 이유는?

① 본문은 사실이 아니다.
② 당뇨병 환자의 혈액 중에는 비침전성의 insulin 항체의 존재에 기인한다.
③ 당뇨병 환자의 혈액 중에는 Insulinase의 활성이 증가하기 때문이다.
④ Somatotropin은 혈당치를 증가시키므로 somatotropin에 기인다.
⑤ 제1차적으로 insulin이 생체 내에서 A-chain과 B-chain으로 분리되기 때문이다.

010 Prostaglandin과 관계 있는 것은?

① 고혈압증을 일으킨다.
② 전립선에서만 존재한다.
③ 지환지방산(alicyclic fatty acid)이다.
④ Oleic acid에서 재합성된다.
⑤ 뇌조직의 감응성을 증진시킨다.

011 사람에 있어서 hypoparathyroidism(부갑상선 기능저하증)일 때, 다음 어느 현상이 일어나는가?

① 혈청 Ca^{++}의 상승 ② 방광결석
③ Ca^{++}의 뇨중배설 증가 ④ 혈청 Ca^{++} 이온의 감소
⑤ 위의 모든 것은 타당하지 않는다.

정답 8. ⑤ 9. ② 10. ③ 11. ④

012 Testosterone 생합성의 전구체로 되는 것은 다음 어느 것인가?

① Adrenosterone ② Pregnenolone ③ Estrone
④ Methyltestosterone ⑤ Aldosterone

013 Androgens는 대부분 뇨로 배설된다. 다음 어느 형태로 배설되는가?

① Estradiol로써 배설된다.
② 변화되지 않고 배설된다.
③ Glucuronic acid와 sulfate 포합체의 형태로 배설된다.
④ Phenolic sulfale ester형으로 배설된다.
⑤ 16 α-hydroxy compound 형태로 배설된다.

014 난포자극 호르몬 FSH와 간질세포자극 호르몬 ICSH는 다음 어디에서 생성되는가?

① 췌장의 α-cell ② 뇌하수체 전엽
③ 난포 ④ Leydig cell
⑤ 태반

015 화학적으로 Steroids는 다음 어느 것의 유도체인가?

① Fatty acid ② Cholesterol
③ Ergosterol ④ Cyclopentanoperhydrophenanthrene
⑤ 위의 모든 것은 아니다.

016 Aromatic ring을 가지고 있는 steroid는?

① Progesterone ② Testosterone ③ Estrone
④ Cortisone ⑤ Hydrocortisone

정답 12. ② 13. ③ 14. ② 15. ④ 16. ③

017 Estrogens의 생합성에 있어서 올바른 설명은?

① Androgen이 전구체가 된다.
② C-10의 angular methyl 기가 없어진다.
③ aromatization 반응에서 O_2와 TPNH가 요구된다.
④ Phenol성 물질이 최종산물이다.
⑤ 위의 모든 것이 다 타당하다.

018 Thiouracil은 갑상선기능을 억제한다. 이 효과는 다음 어떤 이유로 인한 것이라고 생각하는가?

① Thyroid hormone의 생합성을 억제하기 때문
② 갑상선의 Hyperplasia
③ 뇌하수체에서의 TSH 생산을 감소시키김으로써
④ Thiouracil에서 thiocyanate를 형성시킴으로써
⑤ 대사길항물질로써 작용하는 L-thyroxine이 형성되므로

019 뇨의 중성-17-Ketosteroid의 측정은?

① Porter-Silber 법으로 측정한다.
② 소아기에는 예외적으로 높은 값을 나타낸다.
③ 부신과 고환의 기능을 평가하는데 쓰이는 수단이다.
④ 성기능부전증에서는 예외적으로 높은 값을 나타낸다.
⑤ 정답없음

020 Aldosterone은?

① 지금까지 발견된 것 중에서 가장 활성이 큰 무기물 대사성 부신피질 호르몬이다.

정답
17. ⑤ 18. ① 19. ③ 20. ①

② Dehydroepiandrosterone의 대사물질이다.
③ 세뇨관에서의 나트륨의 재흡수를 저해하는 작용을 한다.
④ 11-Deoxycorticosterone의 전구체이다.
⑤ C-17에 aldehyde 기를 가지고 있다.

021 C-21 부신피질 Steroids는 다음 어느 것으로부터 생합성되는가?

① Testosterone
② 18-hydroxycorticosterone
③ Cortisone
④ Progesterone
⑤ Aldosterone

022 다음 [A]~[E]항과 ①~⑤항을 서로 관계 있는 것끼리 짝지어라.

[A] Arylsulfonylurea derivates
[B] Epinephrine
[C] Thyroxine
[D] Glucagon
[E] Parathyroid hormone

① 췌장의 α-cell에서 생산되며, 혈당을 증가시키는 polypeptide
② 췌장에서 insulin 분비 증가시킨다.
③ microsome에서 단백합성을 촉진시킨다.
④ 뼈(bone)에서 Ca^{++}을 방출시킨다.
⑤ 간과 근육에서 glycogenolysis를 증가시킨다.

023 [A]~[C]항과 ①~③항을 서로 관계 있는 것끼리 짝지어라.

[A] 뇌하수체 전엽
[B] 뇌하수체중엽
[C] 뇌하수체 후엽(신뇌하수체)

① MSH
② 항이뇨 호르몬
③ FSH

정답 21. ④ 22. ①-D, ②-A, ③-C, ④-E, ⑤-B 23. ①-B, ②-C, ③-A

024 다음 호르몬([A]~[E])항과 그 기능(①~⑤항)을 연결하여라.

[A] Progesterone　[B] ACTH
[C] Somatotropin　[D] Oxytocin
[E] Relaxin

① 지방조직에서 지방을 방출시키는 것
② 치골결합부의 근육을 이완시키는 것
③ 자궁의 평골근을 수축시키는 것
④ 유선의 포상구조를 발육시키는 것
⑤ P와 N대사에 있어서 정의 평형효과를 나타내는 것

025 다음 중 서로 관련 있는 것끼리 짝지어라.

[A] Hydroxytyramin　[B] 3-Methoxyepinephrine
[C] S-adenosyl methionine　[D] Cyclic AMP
[E] 3-Methoxy-4-hydroxymandelic acid

① Norepinephrine의 전구체
② Norepinephrine에서 epinephrine으로 변환하는데 요구되는 것
③ Norepinephrine과 epinephrine의 대사물질
④ Cathecol-*o*-methyltransferase의 작용에 의하여 생성되는 것
⑤ Epinephrine에 의하여 생성이 촉진되는 것

026 다음 호르몬의 작용부위를 짝지어라.

[A] Calcitonine　[B] Prostaglandin
[C] Prolactin　[D] ACTH
[E] Pancreozymin

정답
24. ①-B, ②-E, ③-D, ④-A, ⑤-C　25. ①-A ②-C, ③-E, ④-B, ⑤-D

① 유선 ② 부신피질 ③ 담낭
④ 골격 ⑤ 평활근

027 간조직에서 탄수화물로부터 지방산의 생성을 촉진하고 glycogen의 분해를 억제하는 호르몬은?

① insulin ② epinephrine
③ glucagon ④ leptin
⑤ cortisol

028 간조직에서 불활성인 glycogen phosphorylase를 활성화하고 gluconeogenesis를 촉진하는 호르몬은?

① insulin ② epinephrine
③ testosterone ④ leptin
⑤ cortisol

029 Steroid hormone의 생체 내의 전구체는?

① Testosterone ② Estradiol
③ Corticosterone ④ Cholesterol
⑤ insulin

030 갈색세포증 (pheochromocytoma) 환자에서 혈장내 농도가 현저히 증가하는 성분은?

① Cortisol ② Histamine
③ Testosterone ④ Norepinephrine
⑤ Glucagon

정답 26. ①-C, ②-E, ③-D, ④-A, ⑤-B 27. ① 28. ② 29. ④ 30. ④

031 뇨붕증(Diabetes insipidus)에 의한 다뇨(多尿), 다음(多飮), 다갈(多渴)현상을 조절하는 것은?

① Oxytocin ② Vasopressin
③ Endorphin ④ Norepinephrine
⑤ TSH

032 다음 [A]~[D]항과 ①~④항을 서로 관련 있는 것끼리 짝지어라.

[A] : Secretin [B] : Gastrin
[C] : Relaxin [D] : Cholecystokinin

① 담낭을 수축시키는 것
② 소화 효소의 분비를 촉진하는 것
③ 위산의 분비를 촉진하는 것
④ 췌액(알칼리성)의 분비를 촉진하는 것

033 당뇨병에서 다음의 [A]~[D]항 중 맞는 것이 2개 있다. ①~⑤항 중에서 선택하여라.

[A] : Glucose-6-phosphatase 활성 증가
[B] : Glucose-6-phosphate dehydrogenase 활성 증가
[C] : Glucose의 이용 저하
[D] : Gluconeogenesis 저하

① [A]와 [B]항 ② [A]와 [C]항
③ [B]와 [D]항 ④ [B]와 [C]항
⑤ [A]와 [D]항

정답 31. ② 32. ①-D, ②-C, ③-B, ④-A 33.②

034 뇨 중 17-Ketosteroid의 origin은?

① Glucocorticoid와 Gestagen
② Follicle hormone과 Progesterone
③ Male hormone과 Glucocorticoid
④ Tropic hormone과 Thyroid hormone
⑤ Thyroid hormone과 Glucocorticoid

035 췌장의 α-cell 및 β-cell에서 생성되는 것은?

① Insulin과 Epinephrine
② HGH와 thyroxine
③ Glucagon과 insulin
④ Calcitonin과 melatonin
⑤ Insulin과 melatonin

036 Addison's disease 환자의 뇨중에서 감소되는 steroid는 다음에서 어느 것인가?

① Stilbestrol
② 17-Ketosteroid
③ Estradiol
④ Progesterone
⑤ Testosterone

037 비 steroid성 estrogen은?

① Estriol
② Estradiol
③ Stilbestrol
④ Estrone
⑤ 없음

정답 34. ③ 35. ③ 36. ② 37. ③

038 Disulfide bond를 가지지 않는 것은?

① Insulin
② Oxytocin
③ Thyroxin
④ Vasopressin
⑤ Growth hormone

039 경구투여에 의해서 그 효능이 유지되는 Androgen은 다음 중 어느 것인가?

① 17-methyltestosterone
② 19-nor-androstene phenylpropionate
③ Ethinylestradiol
④ Tetrahydrocortisol
⑤ Progestin

040 습관성 또는 절박유산에 유효한 호르몬은?

① Testosterone 유도체
② Estradiol 유도체
③ Deoxycorticosterone
④ Progesterone 유도체
⑤ DHEA

041 Estrogen의 화학적 성질로 적합한 것은?

① 21개의 탄소로 된 steroid 골격
② C17 위치에 산소 부재
③ 16 α- hydroxyl기
④ C10 위치에 methyl기 부재
⑤ D ring에 방향족 성질

정답 38. ③ 39. ① 40. ④ 41. ④

042 포유동물에서 norepinephrine은 어느 성분으로부터 합성되는가?

① catechol
② tyrosine
③ serotonine
④ epinephrine
⑤ noradrenaline

043 Testosterone의 전구체는 다음의 어느 것인가?

① methyltestosterone
② esterone
③ aldosterone
④ adrenosterone
⑤ pregnenolone

044 Thiouracil은 다음의 갑상선 기능을 저해한다. 적당한 것은?

① thyroxin 합성의 저해
② thyrotropin의 파괴
③ L-thyroxin의 길항제인 D-thyroxin의 생성
④ TSH 생성의 감소
⑤ thiouracil로부터 thiocyanate의 생성

045 androgen은 뇨에서 배설될 때 주로 어떤 형태로 되어 배설되는가?

① 변화되지 않는다.
② 16 α-hydroxy compounds
③ estradiol
④ 17-ketosteroid
⑤ cholesterol

정답 42. ② 43. ⑤ 44. ① 45. ④

046 ion channel에 작용하는 것이 아닌 것은?

① tetrodotoxin ② saxitoxin
③ tubocurarine ④ cholera toxin
⑤ 없음

047 NO synthase의 생합성 전구체는?

① arginine ② glutamine
③ aspartic acid ④ glutamic acid
⑤ proline

048 호르몬에 대한 설명 중 옳은 것은?

① 효소(enzymes)로 작용 한다
② 효소의 활성에는 영향이 없다.
③ 효소의 합성에 영향을 미친다.
④ 물질 대사 조절기능이 없다.
⑤ 세포막의 이온투과성에 영향을 미치지 않는다.

049 뇌하수체(pituitary gland)에서 생성되는 호르몬을 모두 고른 것은?

가) gonadotropin-releasing hormone 나) growth hormone
다) calcitonin 라) thyroid hormone
마) adrenocorticotropic hormone

① 가, 나, 다 ② 가, 라
③ 나, 라 ④ 나, 마
⑤ 가, 나, 라, 마

정답 46. ④ 47. ① 48. ③ 49. ④

050 Antidiuretic hormone(ADH, vasopressin)과 관계없는 것은?

① 신장의 원위세뇨관에서 물의 재흡수를 증가시키는 기능을 한다.
② 분비 이상이 생기는 경우 요붕증 등의 질병이 발생된다.
③ 뇌하수체 전엽에서 분비된다.
④ 뇌하수체 후엽에서 분비된다.
⑤ 9개의 아미노산으로 구성된 펩티드 호르몬이다.

051 갑상선 호르몬과 관계된 것이 아닌 것은?

① thyroglobulin단백질의 tyrosine잔기로부터 유도
② thyroxine
③ Thyroid stimulating hormone(TSH)
④ 3, 5, 3'-triiodothyronine
⑤ tetany

052 스테로이드 골격 구조를 가진 것을 모두 고른 것은?

가) deoxycholate	나) arachidonic acid
다) estradiol	라) adenosine triphosphate
마) cholesterol	

① 가, 나, 다　② 가, 다, 마　③ 나, 라
④ 다, 마　⑤ 가, 다, 라, 마

053 다음 중 aldosterone의 설명으로 잘못된 것은?

① 생체 내 전해질 대사의 조절에 중요한 기능
② glucocorticoid
③ 부신피질에서 분비
④ 뇨 중의 Na의 배설을 증가
⑤ 신장의 세뇨관에서 Na의 재흡수 증가

정답 50. ③　51. ⑤　52. ②　53. ②,④

054 다음 중 혈당조절과 관계없는 호르몬은?

① insulin ② epinephrine ③ pepsinogen
④ glucagon ⑤ glucocorticoids

055 스테로이드 호르몬에 대한 설명으로 옳은 것은?

가. 세포질이나 핵에 있는 수용체와 결합없이 세포내에서 신호를 전달한다.
나. 스테로이드 호르몬의 수용체는 전사인자로 작용한다.
다. 특정 조직의 성장과 분화와는 관계없다.
라. 당, 지방, 단백질 대사에 관여하는 많은 효소의 발현을 증가시킨다.
마. 수용성 물성을 가지고 있다

① 가, 나, 다 ② 가, 나, 라 ③ 가, 다
④ 나, 라 ⑤ 가, 나, 다, 라

056 다음 중 핵 수용체는?

① androgen receptor ② acetylcholine receptor
③ insulin receptor ④ retinoic acid receptor
⑤ parathyroid receptor

057 스테로이드 호르몬이 아닌 것을 모두 고른 것은?

가) calcitriol 나) glucocorticoid
다) thyroid hormone 라) estrogen
마) calcitonin

① 가, 나, 다 ② 가, 나, 라 ③ 가, 다
④ 다, 마 ⑤ 가, 다, 마

정답
54. ③ 55. ④ 56. ①,④ 57. ④

058 스트레스, 심한 운동 또는 긴박한 상황에서 일어나는 변화는?

① epinephrine 및 norepinephrine 분비감소
② 위장관 평활근의 운동 촉진
③ 간에서 포도당 분해 감소
④ 지방 저장세포에서 지방산 분해 촉진
⑤ 말단기관의 혈액 순환 증가

059 비브리오 콜레라 톡신의 설명으로 맞지 않는 것은?

① hexameric 단백질로 구성
② Gs protein의 α subunit에 ADP-ribose의 전달을 촉매 한다.
③ cAMP의 감소로 탈수현상이 야기
④ 혈액에서 장내로 다량의 물이 손실되는 탈수현상 야기
⑤ adenylyl cyclase를 지속적으로 활성화

060 epinephrine과 그 수용체에 대한 설명으로 맞는 것은?

① 세포 내 ATP level을 상승
② β-adrenergic 수용체와 결합
③ 세포 내 cAMP 생성 감소
④ β-adrenergic 수용체는 장기, 피부, 신장 등에 위치
⑤ 모든 adrenergic 수용체는 G protein과 관계없음

061 phospholipase C에 의해 생성되는 second messenger가 아닌 것을 모두 고른 것은?

가. inositol 1,4,5-triphosphate　　나. cAMP
다. diacylglycerol　　라. cGMP
마. prostaglandin

정답 58. ④　59. ③　60. ②　61. ④

① 가, 나, 다 ② 가, 다 ③ 나, 라
④ 나, 라, 마 ⑤ 가, 나, 라, 마

062 calmodulin에 대한 설명 중 옳지 않은 것은?

① acidic protein으로 4개의 Ca^{2+}와 결합한다.
② Ca^{2+}의 작용을 매개하는 단백질이다.
③ protein kinase를 활성화하여 target 단백질의 인산화 및 유전자 발현을 조절한다.
④ Ca^{2+}와 결합시에 구조적인 변화가 일어난다.
⑤ 세포막에서 수용체로 작용하는 단백질이다.

063 Nitric oxide(NO)에 대한 설명으로 잘못된 것은?

① 세포내 nitric oxide synthase에 의해 생성된다.
② arginine과 산소를 기질로 이용하여 NO 및 citrulline을 생성한다.
③ 평활근 세포 cytosol에 존재하는 adenylate cyclase와 결합하여 효소를 활성화한다.
④ 매우 불안정한 상태로 쉽게 분해되며 반응은 매우 짧다.
⑤ 혈관근육 및 심근을 이완시키는 기능을 가진다.

064 효소활성을 갖고 있는 수용체(receptor)의 설명으로 맞지 않은 것은?

① 호르몬의 결합에 의해 활성화 된다.
② insulin receptor가 여기에 속한다.
③ dimer를 형성하여 활성화된다.
④ acetylcholine receptor가 여기에 속한다.
⑤ GTP로부터 cGMP를 생성하는 것도 있다.

정답
62. ⑤ 63. ③ 64. ④

065 aldosterone에 관한 설명으로 잘못된 것은?

① 혈장량이 증대하면 신장에서 renin의 분비가 증가하여 aldosterone분비 감소
② 부신피질에서 분비되는 호르몬
③ 신장의 세뇨관에서 Na^+의 재흡수 증가
④ 신장의 세뇨관에서 K^+의 배설을 촉진
⑤ 물의 재흡수 촉진을 유도

066 tyrosine kinase 수용체(receptor tyrosine kinase)에 결합하는 리간드를 모두 고른 것은?

가) nerve growth factor(NGF)
나) platelet-derived growth factor(PDGF)
다) insulin
라) glucagon
마) angiotensin II

① 가, 나, 다
② 가, 나
③ 가, 다, 라
④ 가, 나, 마
⑤ 가, 나, 다, 마

067 MAP kinase의 설명으로 맞지 않은 것은?

① 세포 밖 호르몬 신호에 의해 활성화
② 세포주기와 분화에 중요한 단백질 발현을 조절하는 전사 인자를 활성화
③ serine/threonine kinase
④ tyrosine kinase
⑤ Ras에 의해 활성화

정답 65. ① 66. ① 67. ④

068 다음 중 혈전과 관련된 작용 특성이 다른 하나는?

① urokinase ② aspirin ③ streptokinase
④ heparin ⑤ thrombin

069 거인증 또는 말단거대증과 관련되는 호르몬은?

① GH ② ADH ③ TRH
④ EPO ⑤ PRL

070 난포자극호르몬(FSH) 및 황체형성호르몬(LH)의 생성부위는?

① 시상하부 ② 뇌하수체 전엽
③ 뇌하수체 후엽 ④ 부신피질
⑤ 부신수질

071 Thiouracil의 thyroid 기능 억제 작용을 설명하는 것으로 가장 적절한 것은?

① 요드의 산화를 억제하여 MIT, DIT 생성반응을 억제한다.
② Thyroglobulin의 분해를 촉진한다.
③ lysosome의 활성을 촉진하여 T4, T3의 유리를 촉진한다.
④ Na-K ATPase를 활성화시켜 갑상선 세포막에서의 요드 운반을 저해한다.
⑤ 없음

072 췌장의 랑게르한스섬에서 분비되는 펩타이드로서 혈당증가와 관련된 것은?

① 인슐린 ② 글루카곤
③ 성장 호르몬 ④ 인슐린양 성장인자
⑤ ephedrin

정답 68. ⑤ 69. ① 70. ② 71. ① 72. ②

073 뼈로부터 칼슘의 유리를 촉진시키는 펩타이드 호르몬은?

① 비타민 D ② 옥시토신 ③ 안지오텐신
④ 부갑상선 호르몬 ⑤ 코티졸

074 Oxytocin은 자궁의 평활근을 수축시키고, 유선에서 유즙 분비 효과를 나타내는 펩타이드호르몬 이다. 생성되는 부위는?

① 부신피질 ② 난소 ③ 시상하부
④ 뇌하수체 ⑤ 정소

075 부신피질 스테로이드 호르몬의 특징적 기능과 가장 거리가 먼 것은?

① 혈당 조절 ② 혈압 조절 작용 ③ 성호르몬 대사
④ 식욕 중추 조절 작용 ⑤ 키 성장

076 스테로이드 호르몬 중 방향족 구조를 가진 호르몬은?

① progesterone ② pregnenolone ③ estradiol
④ testosterone ⑤ cortisol

077 Melanine 세포를 자극시키는 호르몬은?

① GH ② MSH ③ ADH
④ PTH ⑤ EPO

078 위산의 분비와 관련된 호르몬은?

① Gastrin ② GH ③ Oxytocin
④ PDGF ⑤ TRH

정답 73. ④ 74. ④ 75. ④ 76. ③ 77. ② 78. ①

079 T4, T3와 가장 거리가 먼 것은?

① TRH ② TSH ③ ACTH
④ thyroxine ⑤ Goiter

080 다음 중 세포 내에 receptor를 가지는 ligand는?

① cortisol ② glucagon ③ epinephrine
④ insulin ⑤ growh factor

081 백일해 독소에 의해 불활성화되는 단백질은?

① GTP-binding protein ② protein kinase C
③ phospholipase A_2 ④ phospholipase C
⑤ Cyclooxygenase

082 다음 중 Calcium 대사에 관여하는 Hormone은?

① insulin ② parathyroid hormone
③ epinephrine ④ glucagon
⑤ estrone

083 다음 중 Mineralocorticoid hormone의 대표적인 것은?

① aldosterone ② estrogen
③ cortisol ④ testosterone
⑤ cholesterol

정답 79. ③ 80. ① 81. ① 82. ② 83. ①

084 Gluconeogenesis가 일어나지 않는 조직은?

① 간, 근육
② 근육, 뇌, 지방조직
③ 지방조직, 뇌, 신장
④ 간장, 신장
⑤ 간 이외의 조직

085 지방의 분해를 조절하는 호르몬에 대한 설명이다. 틀린 것은?

① 인슐린은 지방조직에서 지방의 합성을 촉진한다.
② 글루카곤은 acetyl CoA carboxylase의 활성을 저해하여 지방산의 합성을 억제한다.
③ 인슐린은 지방조직으로 글루코스의 uptake를 억제함으로써 지방대사에 관여한다.
④ 에핀에프린은 lipase를 활성화하여 지방분해를 촉진한다.
⑤ 영양섭취 부족시에 글루카곤의 분비가 촉진되어 지방산의 유리가 증가한다.

086 콜레스테롤을 전구물질로 하지 않는 것은?

① 비타민 D
② corticosterone
③ aldosterone
④ β- carotene
⑤ testosterone

087 Inositol 1, 4, 5-Triphosphate(IP_3)의 설명 중 맞는 것은?

① protein kinase에 직접 작용하여 이를 활성화시킨다.
② ER로 칼슘 uptake를 촉진시킨다.
③ ER와 sarcoplasmic reticulum 막의 칼슘이온 채널을 열어 cytosol로 칼슘의 유리를 촉진시킨다.
④ diacylglycerol의 작용에 길항한다.
⑤ cAMP에 의하여 IP_3의 생성이 촉진된다.

정답 84. ② 85. ③ 86. ④ 87. ③

088 proinsulin으로부터 insulin으로 전환되는 과정에 관여하는 반응은?

① oxidation
② reduction
③ proteolysis
④ phosphorylation
⑤ restriction

089 스테로이드 호르몬에 관하여 바르게 설명한 것은?

① 호르몬의 세포 내 작용은 세포막 수용체를 통하여 이루어진다.
② 세포 내 효소의 활성화를 통하여 작용이 나타난다.
③ 주로 아미노산들로 만들어진다.
④ 이차 전령체가 관여한다.
⑤ 전사의 조절을 통하여 작용이 나타난다.

090 다음 중 혈당치가 내려갔을 때 글루카곤(glucagon)에 대한 설명으로 옳지 않은 것은?

① 간에서 glycogen 분해 촉진한다.
② 간에서 glycolysis 분해를 감소시킨다.
③ 간에서 gluconeogenesis를 촉진한다.
④ 지방세포로부터 지방산 이동을 촉진한다.
⑤ 간에서 glycogen 생합성을 촉진한다.

091 다음 중 peptide 계열의 호르몬은?

① 인슐린
② Epinephrin
③ PGE1
④ Nitric Oxide
⑤ 테스토스테론

정답 88. ③ 89. ⑤ 90. ⑤ 91. ①

092 다음 중 인슐린에 대한 설명을 옳지 않은 것은?

① 췌장의 알파세포에서 분비된다.
② 간, 근육, 지방세포 등에 작용하여 혈당치를 감소시킨다.
③ 두개의 polypeptide로 이루어져 있다.
④ prohormone의 형태로 미리 만들어져 세포내에 보관되어 있다.
⑤ 혈당 농도에 의해 분비가 자극된다.

093 혈중 글루코오스의 농도가 정상치를 초과할 때 이자에서 분비되는 호르몬은?

① 노르에피네프린 ② 인슐린
③ 글루카곤 ④ 도파민
⑤ 에피네프린

094 혈중 글루코오스의 농도가 정상치 이하로 떨어지면 이자에서 분비되는 호르몬은?

① 소마토스타틴 ② 인슐린
③ 글루카곤 ④ 글루코코르티코이드
⑤ 도파민

095 다음 중 Epinephrine에 의한 효과가 아닌 것은?

① 인슐린 분비 증가 ② 혈압 상승
③ 기도 팽창 ④ 지방산 이동 증가
⑤ 글리코겐 생합성 감소

정답 92. ① 93. ② 94. ③ 95. ①

096 glucagon에 의하여 활성화되는 효소는?

① glycogen phosphorylase ② pyruvate kinase
③ phosphofructokinase ④ glycogen synthase
⑤ glutamine synthetase

097 다음의 인슐린 수용체의 신호 전달 과정의 설명 내용 중 가장 옳지 않은 것을 고르시오.

① 인슐린 수용체는 tyrosine protein kinase이다.
② 인슐린 수용체의 활성화에 의한 신호 전달로 인하여 G protein인 Ras의 활성화가 일어난다.
③ 활성화된 IRS-1(insulin receptor substrate-1)은 PI-3-kinase의 활성화를 일으킨다.
④ 활성화된 PKC는 GSK3를 인산화시켜 활성화시킨다.
⑤ 인슐린 수용체의 활성화에 의해 glycogen의 생합성이 촉진된다.

098 혈액 내 insulin치가 증가되는 현상은?

① Liver 에서 glucose uptake를 억제하게 된다.
② Liver와 muscle에서 glycogen의 생합성을 억제하게 된다.
③ 이러한 현상은 혈당치가 정상수준보다 낮아져서 나타난 결과이다.
④ Liver 에서 glycogen breakdown을 촉진하게 된다.
⑤ Liver 에서 fatty acid와 triacylglycerol의 생합성을 촉진하게 된다.

099 Estrogen receptor에 결합할 수 있는 물질은?

① Simvastatin ② Allopurinol ③ Tamoxifen
④ Methotrexate ⑤ 모두 아니다.

정답 96. ① 97. ④ 98. ⑤ 99. ③

약품생화학총정리

2010년 1월 10일 제 3 판 발 행
2011년 8월 25일 제3판2쇄발행

• 편저자 약 품 생 화 학 분 과 위 원 회
• 발행인 최 국 주
• 발행처 동 명 사

경기도 파주시 교하읍 문발리 535-10 파주출판단지 30블록 4롯트
전 화 : 031) 955-7200(代), 955-7201~4, 7203 (편집부)
팩시밀리 : 031) 955-7205
출판등록 : 1950년 11월 1일(제1-76호)
e-mail : dms723@chol.com
홈페이지 : www.dmsbook.com

정가 16,000원

ISBN 978-89-411-3330-8 93510